强迫症知识问答集

编著　闫　俊

编者　(按姓氏笔画排列)

文　晏　闫　俊　李　刚

李　恒　孟根花

北京大学医学出版社

QIANGPOZHENG ZHISHI WENDAJI

图书在版编目（CIP）数据

强迫症知识问答集 / 闫俊编著．—北京：北京大学医学出版社，2015. 1

ISBN 978-7-5659-0849-1

Ⅰ．①强… Ⅱ．①闫… Ⅲ．①强迫症－防治－问题解答 Ⅳ．① R749.99-44

中国版本图书馆 CIP 数据核字（2014）第 086608 号

强迫症知识问答集

编　　著： 闫　俊

出版发行： 北京大学医学出版社

地　　址：（100191）北京市海淀区学院路 38 号　北京大学医学部院内

电　　话： 发行部 010-82802230；图书邮购 010-82802495

网　　址： http：//www.pumpress.com.cn

E-mail： booksale@bjmu.edu.cn

印　　刷： 北京佳信达欣艺术印刷有限公司

经　　销： 新华书店

责任编辑： 药　蓉　张立峰　　**责任校对：** 金彤文　　**责任印制：** 李　啸

开　　本： 880mm × 1230mm　1/32　　**印张：** 6.25　　**字数：** 160 千字

版　　次： 2015 年 1 月第 1 版　2015 年 1 月第 1 次印刷

书　　号： ISBN 978-7-5659-0849-1

定　　价： 28.00 元

本书由

北京大学医学科学出版基金

资助出版

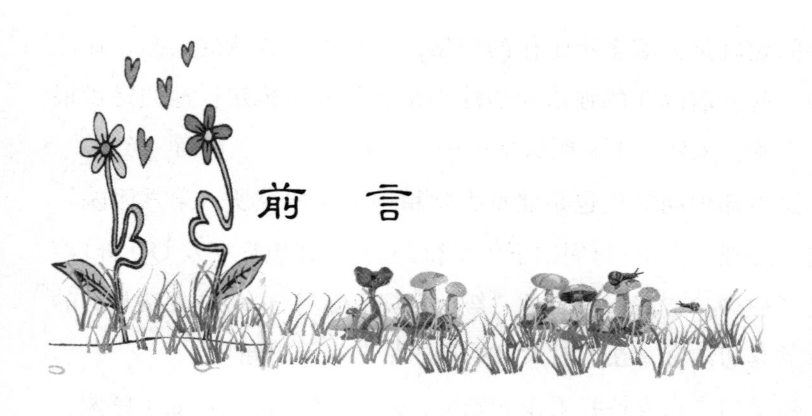

前 言

一起努力发现生活

时隔我女儿 7 岁时口中冒出“强迫症”这个词已经 4 年多了，我依旧和我的强迫症治疗小组奋斗在强迫症治疗的一线。我的白发几乎已经要满头，治疗小组的成员也在不断地离开和加入。我不得不感慨时间的流逝，但我对减轻强迫症患者痛苦的信念却随着时间的流逝而愈加坚定。

面对疾病，虽然我们已帮助过很多的病友和家属，但还是有很多的病友和家属仍身在迷途。面对疾病，虽然我们知道和掌握的很多，但还是有很多不知道和不了解的东西，这不得不说是医学的不完美和遗憾。我和我的同事、我的病友只有不断前行，一同努力，一同治疗，一同努力发现生活。

这本知识问答集用家常谈话的方式来讲疾病和治疗，来讲我们目前的治疗经验和科学知识，希望言语的浅白能让不学医的病友和家属更容易了解强迫症、理解强迫症。

这本知识问答集是我的强迫症治疗小组共同努力的成果。

这些问题既是大家多年工作的积累，又是大家智慧的结晶，在此向曾一起并肩战斗的强迫症治疗小组成员表示感谢！他们是孟根花、李刚、朱伟、王和明医生……

这本知识问答集也是北京大学精神卫生研究所（第六医院）强迫症心理工作坊（每周四下午举行）和我的强迫症病友QQ群（群号是“138943272”，群名是“努力发现生活”）中多位无法具名的病友的真切体会，在此对大家给予的帮助表示感谢！

还要向一直支持我工作的先生、女儿、年迈的父母表示感谢！

衷心祝愿每位病友和家属顺利地“走过”强迫症！我们携手一起努力，一起努力发现生活！

闫　俊

北京大学精神卫生研究所（第六医院）

2014年春

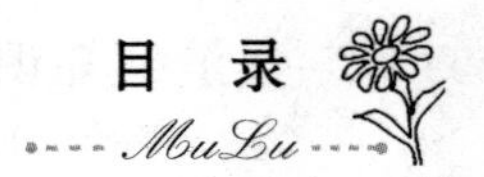

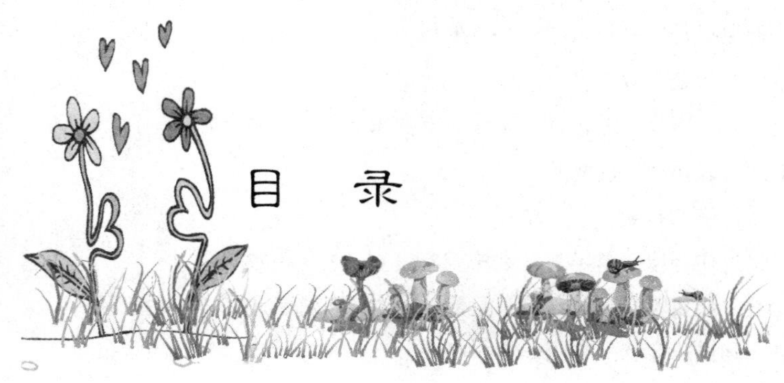

第一部分 强迫症疾病篇

一、疾病知识

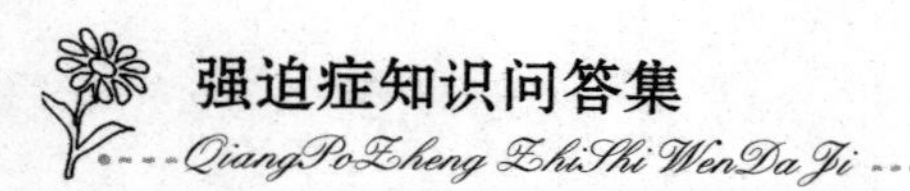

四、诊断和鉴别诊断

第二部分 强迫症治疗篇

一、药物治疗

二、心理治疗

三、自我调整

四、预后

五、家属

六、其他

第四部分　强迫症病友就医篇

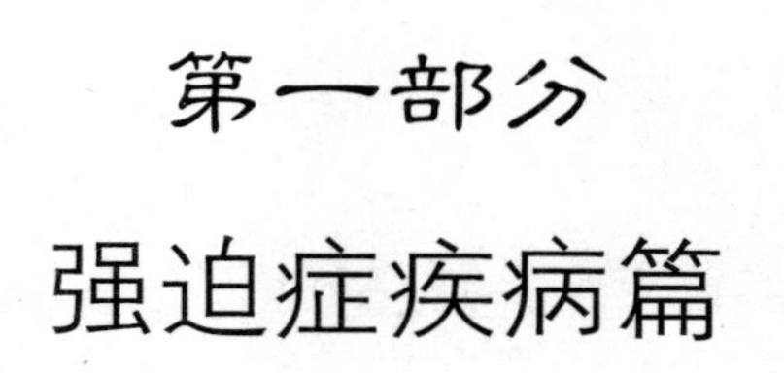

第一部分

强迫症疾病篇

一、疾病知识

1. 真正的健康是不是一点儿强迫症状都没有?

答：就像人不可能不生病一样，健康人也很难说一点儿强迫症状的体验都没有。健康人也可以出现具有强迫症状特点的一些现象，比如过度仔细、好检查、有洁癖等。这类现象对生活的影响微乎其微，也可以说是人正常心理社会生活的一些组成成分。真正的健康不意味着一点儿强迫症状都不能有。

2. 健康人的强迫症状是什么样的?

答：日常生活中，大多数人都会有强迫症状的体验，如不自主地反复思考某一问题、反复检查门锁、对东西反复确认等。但这些健康人的强迫症状次数少、程度轻、没有给生活带来痛苦的体验，并且很少影响正常的生活。

3. 强迫症是不是应该按照心理健康的标准去康复?

答：真正的心理健康是一个理想状态。事实上，心理健康是一个不断地自我提高的过程，永无止境。心理健康的要求是，没有自身的过多痛苦、能和周围人很好地相处、有能力去实现自我生活。强迫症病友也需要向这个目标去努力。

4. 什么是强迫症?

答：强迫症也叫强迫神经症、强迫障碍。它是以反复出现的强迫观念和强迫行为为基本特征的一类神经症性障碍。这类疾病在神经症性障碍中以病因复杂、表现形式多样、病程迁延为突出的特点。病友会出现大量的反复行为和思维，自己感觉不能控制，病友本人的正常心理活动受到干扰，正常社会生活受到影响，包括人际关系和家庭生活。比如有的强迫症病友为了确认自己洁净，反复违背家人意愿，要求家人参与过多的洗涤，而自己也因为洗涤不能正常工作、生活和学习。

5. 强迫症是心理疾病还是精神疾病?

答：强迫症在目前的疾病归类中属于精神疾病的大范畴，主要的治疗机构是精神科。我们建议有强迫症状的病友前往专业机构进行治疗。

6. 强迫症的患病率是多少?

答：各个国家的流行病学调查数据不太一致，但是普遍认为，强迫症的终生患病率为 0.8% ~ 3.0%，所以它并不是罕见的疾病。

7. 为什么大家认为强迫症是很罕见的疾病?

答：根据流行病学调查，强迫症的终生患病率为 0.8% ~ 3.0%。从这个数据看，它并不是罕见疾病。大家觉得这个病少见，多半是因为社会对这个疾病不太关注，一部分病友有被歧视的感觉，病友之间很少交流而已。

8. 强迫症的治疗有效率是多少?

答：各个文献和研究对强迫症的治疗有效率报道不一致，因为纳入的具体疾病条件和治疗的方法不同。比较一致的结论是，药物治疗的有效率大致为 75%。药物治疗和心理治疗联合作用有效率会更高。

9. 强迫症会发展成精神分裂症吗?

答：强迫症和精神分裂症都属于精神疾病，但是两者之间不存在互相转化的情况，所以一般不会存在，强迫症严重后发展成精神分裂症。但是因为每个疾病的发生和发展都有一个过程，而疾病的识别需要时间，有的精神分裂症可能在疾病初期表现有强迫症状，而之后慢慢地出现精神分裂症的症状。

10. 强迫症病友会有冲动、伤人现象吗?

答：强迫症病友一般不会攻击和伤害他人，绝大多数的病友都有对疾病的自我判断力。但是非常少的一部分合并有抑郁情绪的患者和非常严重的特殊病例会有冲动和伤害自我、他人的可能，但是比例很少，我们建议这类病友一定要在正规医院内进行早期识别、具体诊疗。

11. 强迫症怎么这么痛苦呢?

答：得什么病都会很痛苦，毕竟人这辈子都会生病，哪个病都会让人感到痛苦。但强迫症更苦，这是因为大家和社会都还不了解强迫症这个疾病，治疗的意识也不强。再有，强迫症的痛苦在于有自我冲突、强迫及反强迫的症状，好像就是正反两个自己在打架，自我矛盾和冲突性很高，所以病友一定要及早进行积极的治疗。

12. 强迫症治疗方法有几种?

答：药物治疗、心理治疗、物理治疗是最常见的治疗。其他治疗目前都不是常用的治疗方法。

13. 强迫症一定要治疗吗?

答：强迫症是否需要治疗和其实际发生的社会功能损害、病友个人的主观痛苦感觉有关。患心理疾病的病友更关注疾病对自我生活的实际影响，所以我们相信每个病友心中都有把尺子去判断自己是否需要通过治疗来解决痛苦。只有很少数的病友对自我的痛苦感觉不明显，这时候病友需要就诊，求助于医生，让医生结合疾病对生活的损害来确定病友是否需要治疗。

14. 强迫症不治疗会怎样?

答：强迫症的个体差异很大。有的病友可以自愈，但是要经过多长时间自愈不能一概而论；有的病友不具有自愈的可能；有的病友还会不断加重。所以我们建议病友先就诊判定疾病程度，而后根据自身情况选择是否治疗。

15. 强迫症需要住院治疗吗?

答：这和治疗的方式、病情的程度、目前的治疗条件、家庭环境、个人的治疗意愿等都有关系，需要综合评估风险和收益来决定病友是否需要住院治疗。

16. 得了强迫症是不是很可怕?

答：人们感觉疾病可怕通常是因为人类对疾病没有有效的治疗方法。而目前对强迫症的治疗方案是比较明确的，所以得了强迫症并不可怕。

17. 强迫症是不是不好治?

答：没有哪个疾病的治疗是可以一蹴而就的，精神心理疾病的治疗则需要更长的时间，但是目前很多经验和案例都证实治疗是有效的。

18. 强迫症病友恢复后能做什么工作，有要求吗?

答：强迫症病友恢复以后，可以担任的工作从疾病本身来

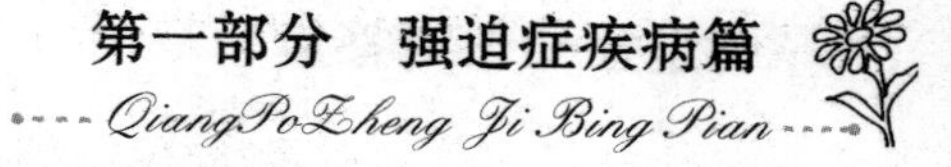

看并没有特殊的限制。但是具体的工作选择要看个人的工作能力、抗压的能力以及工作的要求来决定。

19. 强迫症可以快速好转吗?

答：每个疾病都有好治和难治的可能性，从大多数的强迫症治疗规律来看，除非很特别的个案，一般很快好转的较少，大多数患者需要按照疗程治疗和恢复。

20. 为什么得病的是我?

答：得病的原因多种多样，很难一概而论。但是疾病一般和遗传、性格、生活事件的刺激、个人的抵抗力等都有关系。研究得病的原因，是帮助病友更加了解自己，以便病友更积极地去面对，研究如何及早康复。

21. 得了强迫症，以后是不是什么希望都没有了?

答：强迫症是个可以治疗的疾病，并且治愈的希望非常大。病友认为没希望是因为对精神心理疾病不了解，所以病友不要自暴自弃，要及早就医接受治疗，以便早日康复。

22. 有没有可能我不是强迫症，只是简单的心理问题而已?

答：每个疾病都有误诊的可能，所以不要自己随意地推测，病友应先积极地就诊，和医生一起讨论分析疾病，争取获得正确的诊断。

23. 强迫症和强迫症状一样吗?

答：不一样。强迫症是一个疾病名称，而强迫症状只是一个症状名称。好比说头痛是一个症状，但引发它的疾病可能是高血压、感染、肿瘤、神经性头痛等多个原因，需要我们去鉴别。同样地，强迫症状也只是疾病的一个表现而已，引发它的原因可以是强迫症、精神分裂症、抑郁症、人格障碍等很多疾病，需要我们去鉴别。

24. 得了强迫症多长时间能好？

答：强迫症从总体来讲，症状具有波动性，一般起病缓慢、病程较长、症状可持续多年、病情时轻时重。强迫症还是一个复杂的疾病，里面包括各种不同的疾病亚型。所以病友会有各种不同程度的临床损害、不同病程的演化、不同的临床治疗效果，以及各异的合并症状，这些都会影响疾病的结局。所以多长时间能好转需要根据每个病友的具体情况而定，短则几周，长则数年。我们建议病友先就诊和医生一起详细评估。目前大致的急性期治疗需要 2 ~ 3 个月，维持期为半年到 1 年，甚至更长。

25. 强迫症会持续很长时间吗？

答：强迫症的病情变化，可以是多个样子、多种形式。所以同样是强迫症病友，疾病的表现和病情变化的特点可以是非常不同的。有的病情是持续性存在一段时间，短的几个月，长的数年；有的病情是间断的、波动性的存在，症状常常好几个月、坏几个月。病情可能会在几年内波动，可能会在稳定数年后重新出现，也可能会在心理因素解除的情况下自然消失。在整个病情中，症状可以是单一的强迫症状，如强迫洗手；也可以多种症状同时存在，如强迫洗手和检查，以及强迫思维的共存；也可以在不同时间段表现出不同的症状。

病情的变化多样而繁杂，需要病友和医生一起判定疾病的表现和变化，有更多的耐心来找出疾病的特点和发展趋势以及适宜的治疗方法。

26. 治疗强迫症最需要的是什么？

答：治疗强迫症最需要正确的诊断和治疗，需要药物和心理的共同努力，需要家人的支持和个人的努力。面对疾病需要全体总动员，但是最需要的还是病友自己的耐心和信心。

27. 目前症状不严重，等症状明显了再治疗可以吗？

答：每个强迫症病友的症状发展规律不同，所以很难事先预计太多。但是疾病的治疗和康复，还是强调越早越好，早期调整对个人的心理发展极为有利。不要因为对疾病的不理解、对疾病的恐惧和羞耻感等心理因素的存在，延误治疗甚至丧失最佳的治疗机会。

28. 强迫症的危害是什么？

答：强迫症是常见的精神障碍。首先，危害表现为病友自己精神上非常痛苦，因为有强迫思维的纠缠或强迫行为的重复，那种强迫和反强迫的存在使病友自己感觉生不如死，并且很难自控自己的行为，这大大影响了病友自己对生活的把握和控制。而这些痛苦在外人眼中可能看不到，别人会误认为病友是故意的。这些难以和人说清楚的痛苦更是让病友深受折磨。

其次，强迫症还会损害认知功能。强迫症病友存在不同程度的认知功能损害，记忆障碍、注意障碍、执行功能障碍都很常见。这些会影响病友注意力的集中，严重者会影响病友的学习和工作，甚至使病友完全丧失学习能力和工作能力。

再次，严重的强迫症还会影响到和病友其他人的相处，可能产生矛盾，甚至行为冲突。

29. 神经病和精神病是一个概念吗?

答：不是。神经病主要指神经内科的神经系统疾病，涉及脑血管病、肌肉疾病、周围神经病等。而精神病是精神疾病中的重性精神病的代名词，指的是精神分裂症和双相情感障碍等疾病。

30. 神经症和精神病是一个概念吗?

答：不是。精神疾病分为两类疾病：一类是神经症，指的是一些和心理因素相关的轻型的精神类疾病，包括强迫症；一类是精神病，指的是重性精神疾病，指的是精神分裂症和双相情感障碍等疾病。

31. 强迫症一般是多少岁容易患病?

答：强迫症容易发病的年龄是青春期到壮年，但是目前有最小年龄为 4 岁、最大年龄到 82 岁的报道。

32. 强迫症会导致逻辑思维能力下降吗?

答：强迫症严重的时候会影响到思维和注意力、认知的很多方面，这主要是因为反复的强迫症状会占掉很多大脑的思维空间，自然就会出现这些能力的下降了。但是这些能力在症状恢复后是可以恢复的。

33. 强迫症比抑郁症、精神分裂症更严重吗?

答：疾病的轻重和个体具体的症状有关系，每个疾病都有

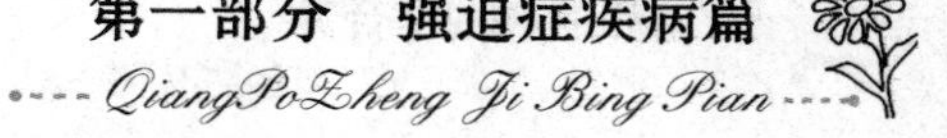

严重的个案和比较轻的个案。总体来讲，强迫症属于精神疾病中的轻型疾病，但是确实有难治的个案症状会很严重。

34. 以前并没有听说有几个人得强迫症的，最近怎么这么多啊！

答：以前在物质生活还不丰富的时候，关注这个疾病的人比较少，而现在物质生活的丰富和社会生活压力的增加，让大家对这个病关注增加了。

35. 吸烟、吸毒、上网停不下来是强迫症状吗？

答：这些行为虽然也会有反复或者控制不住的情况，但是这些行为通常不属于强迫症的范畴，有的属于成瘾类疾病。

36. 强迫症的诊疗中应该注意些什么？

答：病友和一个适合自己的医生一起讨论诊断和治疗的方案，一同走过治疗之路，这是最重要的。这里的适合包括对强迫症有治疗经验的医生、医生和病友之间有良好的合作关系、医生可以定期地面诊病友，最好还能同时做心理治疗等。

37. 强迫症的治疗目标是什么？

答：急性期的目标一般是最大限度地缓解症状和降低发作频率，改善患者的社会功能和生活质量（家庭、社会、工作、学习、居家、为人父母和休闲方面）。

长期的治疗目标需要根据疾病的严重程度和治疗情况来决定，可以分别为：

（1）临床治愈，消除强迫症状，社会功能完全恢复。

（2）症状减轻到最小限度，对社会功能和生活质量影响最小。

（3）对于部分难治的患者，最大限度减少症状发作的频率和程度，带着症状生活，提高生活质量和社会功能。

38. 强迫症是不是终生难以治愈?

答：强迫症跟高血压、糖尿病一样，可以通过用药物来控制和用心理治疗来调节。所以，除药物外，病友可以通过心理治疗或其他方式来调节自己的情绪，把治愈的要求降低，把它当成一般的疾病，学习管理和规划自己的生活。

二、病　因

1. 强迫症的病因是什么?

答：强迫症的病因还没有完全弄清楚。目前比较认可的是，可能与遗传、体内生化物质的改变、大脑解剖学的变化、免疫系统的变化、心理防御机制和行为学习等有关系，所以它是个综合多因素发病的疾病。过去大多人认为本病源于精神因素和人格缺陷。而近年来，因为遗传和生化研究的进展，特别是广泛采用药物治疗效果显著，提示本病的发生有其生物学基础。

2. 强迫症是单纯的心理问题，还是大脑出了问题?

答：应该说本病是很多方面的问题的综合，不仅是心理方面的问题，也有生理方面的问题，还有很多其他方面的问题，不能用单一因素去解释。再就是具体到每个病友，每个因素所占的比例也不相同，需要具体情况具体分析。

3. 目前关于强迫症的发病学说有哪些?

答：因为病因还不明确，所以目前有很多关于发病机制的学说：

（1）生化学说。国内外的研究结果均提示5–羟色胺系统功能增强与强迫症发病有关。

（2）解剖学说。强迫症的发病可能与基底节功能失调有关，尤其是眶额皮质–边缘系统–基底节环路的功能失调。

（3）心理学说。不同的学派对于强迫症机制的解释不同。例如：精神分析学派认为强迫症是病理的强迫性格的进一步发展，由于防御机制不能处理好强迫性格形成的焦虑，于是产生强迫症状；行为主义学派则以两个阶段学习理论解释强迫症状发生和持续的机制，在第一个阶段，通过经典的条件反射，由某种特殊情境引起焦虑，在第二个阶段，通过操作性条件反射，使这类强迫行为得以重复出现并持续下去。

4. 生活事件对强迫症的影响是怎样的?

答：强迫症病友是责任感很强的人。当遇到一些不顺利的生活事件后，会害怕因为自己的疏忽而导致伤害自己或其他人。并且病友会不断地夸大这种错误的可能性及伤害的严重性，甚至产生灾难性的后果预计。强迫症状一旦出现，开始时会在一定程度上减轻焦虑和罪恶感。随着时间的推移，症状会变得越来越泛化，但是初期的事件因素却逐渐被掩盖而忘记了。所以虽然是生活事件诱发了强迫症，但是在后期症状发展后诱发事件可能会被遗忘。

5. 什么样的人容易得强迫症?

答:谈到什么样的人，一般我们会觉得从每个人的个性说起较为合适。临床发现有 1/3 ~ 1/2 的强迫症患者在病前即存在强迫人格特点。强迫人格有如下的特点：自我要求高、完美主义、注重细节、求准确、办事井井有条、力求一丝不苟、谨小慎微、优柔寡断、严肃古板、过分疑虑等。

6. 强迫症会遗传吗?

答:目前对遗传方面的研究很多，研究显示强迫症的发病是多基因的，而其确定的发病基因还不明确。除遗传因素外，感染因素、神经发育因素、自身免疫因素及心理社会因素在不同的强迫症亚型中都有致病作用，这些是当前研究的热点问题。对病友的家族成员的调查研究表明，在强迫症患者的一级亲属（父母、子女）中焦虑障碍的发病风险显著高于正常对照组的一级亲属，也有结果表明，强迫行为的某些素质是可以遗传的。但是目前都没有研究表明一定会传给后代。

7. 强迫症与生活经历有关吗?

答:强迫症的发病原因与本人生活经历非常有关。大部分患者能回忆起在症状出现和加重前的一些生活事件：大到亲人亡故、父母离异、家庭矛盾，小到生活或事业的不顺利、压力的存在等。但是，目前的大多数研究认为，生活事件是强迫症的诱发原因，而不是唯一致病因素。

8. 强迫症与孩提时代父母的管教有关吗?

答:一些研究认为，在孩童时代受到家长的严厉管教而无

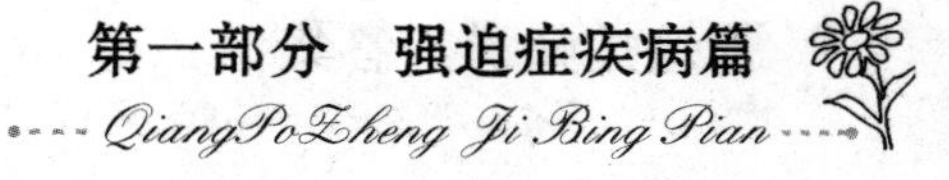

法适时表达个人喜怒哀乐情绪的人，很容易形成强迫症。通常这些孩子在成长过程中心理发育没有足够的自由空间，而且因为受到父母的严厉管制，相对而言容易造成心理上的压抑，那么强迫行为就成为一个发泄的出口。当然这只是一部分病友的发病心理机制，也有不符合这个规律的病友。

9. 强迫症与父母性格、家庭教养有关吗?

答：强迫症与父母性格有一定的关系。这其中涉及遗传、家庭教养、生长环境等方面，而这些方面当然会受到父母性格和行为模式的影响。有一些研究心理学发展的学说认为，强迫症还与儿童的性心理因素有关。一些研究发现，在1岁前，孩子通过用嘴巴吮吸妈妈的乳头来获得快感，再大一点开始用牙齿咬妈妈的乳头，若正当孩子沉浸在吮吸乳头快感中的时候，妈妈突然拔掉乳头不让孩子吃了，这样的孩子长大后就会爱说话、抽烟、喝酒。1~2岁是孩子的肛欲期，孩子通过解大小便来满足快感，若家长刻意要求孩子在什么时候撒尿，会影响孩子的心理发展，长大后会表现为做事刻板，没有灵活性。以上这些与强迫症的发病有一定的相关性。

10. 抗精神病药物会诱发强迫症吗?

答：抗精神病药物会诱发强迫症状。目前研究比较明确的是氯氮平风险最高，其他药物也有风险，但是研究并不明确。另外，并非所有服用氯氮平的患者都会出现这个问题，目前研究尚不清楚什么样的患者使用哪种药物就会诱发强迫症状。所以也有研究认为，只有那些本来就有强迫症素质的人才会被诱发出现强迫症状。甚至也有研究认为，强迫症和精神分裂症两种病可以同时存在，也有可能强迫症状在精神分裂症的前期就已经存在，它只是精神分裂症疾病谱的一个症状而已。

11. 强迫症和儿童期创伤有关系吗?

答：强迫症至今病因还不是非常明确，与遗传、生化、生活环境、性格等多种因素有关，儿童期创伤也是强迫症致病因素之一，所以在了解疾病的过程中也需要了解相关因素。

12. 了解儿童期所受的创伤有助于治疗强迫症吗?

答：一般可以用精神分析式的治疗帮助了解创伤和治愈创伤。但是创伤涉及儿童期，一般存在时间都会比较长，治疗上需要关注，但是难度比较大。

13. 强迫症与教育是否有关?

答：强迫症发病的直接因素并不是教育不良导致的。但是我们希望强迫症病友对子女的教育和未来父母对孩子的教育都尽可能采用宽松和积极的教育方式，惩罚和严厉的指责是不被推荐的。这样可以最大限度地提高孩子的心理素质，防范强迫症的出现。

14. 强迫的观念和行为是怎么形成的?

答：每个强迫症状的形成都不是一朝一夕的事情。大部分的强迫观念和行为的形成一般都有其个人性格基础，在受到的外界刺激后，通过个人心理处理和加工方式，形成观念和情绪的恶性循环，最终不良习惯养成。所以，貌似强迫症是某一天突然到来的，其实病友在之前一定经历了上述的心理过程。

15. 强迫症会传染吗?

病友：我性格开朗，也爱运动，但是上初中的时候后面曾经坐了一个有精神病的同学，我是不是受到他的影响而生病的呢?

答：强迫症不属于传染类的疾病，所以根本不用担心会被传染。但是强迫症病友比较敏感，可能会存在心理的暗示和不断关注的情况，这会加重紧张的情绪。

16. 精神科领域有可能发展很快，获得更先进的治疗吗?

答：从目前医学的进展来看，近期很难取得巨大的飞跃和进展，因为脑科学是非常复杂的科学，并且目前研究手段还是非常不足的。我们建议还是以目前的治疗理论和经验为基础进行治疗。如果可以，为病友争取更多的参与研究的机会。

17. 我小时候做错事、说错话，有时候挨打，这和强迫症有关系吗?

答：应该说有些关系。因为父母的教育方式如果过于严厉和粗暴的话，孩子会产生过于压抑和过度自我要求的情况，比较容易出现强迫。但是需要注意的是，这样的环境并不是唯一的决定因素，因为个人的成长、个性的塑造以及其他环境的影响也会起到作用，所以如果遇到这样的情况，病友需要将重点放在个人的积极调整上。

18. 是不是我怀孕的时候孕吐很厉害，才导致孩子得强迫症的?

答：强迫症的发病原因还很不明确，可能与遗传因素、个性特点、不良事件、应激因素等均有关系。但是目前并不清楚它和孕吐之间的关系。这样的案例也很少。

19. 强迫症和母亲的怀孕过程有关系吗?

答：目前研究显示有一定的关系，但是还没有具体研究到非常详细的内容。因为怀孕的过程是很多因素综合作用的结果，研究非常困难。

20. 小时候磕着头部会导致强迫症吗?

答：有报道外伤导致大脑功能损害出现强迫症状的，但是通常是非常严重的大脑损害，一般会有颅内的出血和脑挫伤。一般的碰撞产生强迫症的可能很小。

21. 强迫症和血型有关系吗?

答：目前没有明确的必然联系，强迫症可以见于任何血型。但是相对而言，A 型性格是比较多见于强迫症的。A 型性格的特点是认真、执着、完美，这和强迫症性格相近。但是 A 型性格和 A 型血型并不等同。

22. 强迫症的发病和季节有关系吗?

答：在目前的研究中，我们暂时还没有发现季节对强迫症发病的影响。

23. 强迫症是男性多见吗?

答：多数研究发现，患病率女性高于男性，一项跨国研究报告男女患病率之比为 1 ：(1.2 ~ 1.8)。

24. 什么年龄容易得强迫症?

答：平均发病年龄为 19 ~ 29 岁，基本在青壮年这个年龄段多见。

三、症 状

1. 强迫症的表现有哪些?

答：强迫症有非常多的表现，大致分类有强迫思维、强迫行为、强迫情绪、强迫意向。但是具体表现形式非常多样，涉及人类生活中的各种感觉、思维、体验、情绪、行为。大多数病友的症状是在强迫思维的基础上出现的。

2. 强迫症状的共同特征有哪些?

答：强迫症状虽然种类多、表现繁杂，但是临床上还是发现它们有很多共同的特征。一般比较被认可的共同特征是：

(1) 反复、重复地出现多次；

(2) 这些想法和行为一般没有什么现实意义；

(3) 病友有想克制但又无力摆脱的感觉。

不管您的表现是什么，尝试从这三点上看看是否符合您的表现，这些是脱下症状光怪陆离的外衣，留下的最核心的特点。如果有，请您一定及早向精神科医生咨询。

3. 什么是强迫思维?

答：强迫思维是以刻板形式进入病友头脑中的反复出现的持久的观念、冲动、表象。更多病友的体验是想、思考、仿佛看见、念头等之类的感觉。思维的内容可以是日常生活事情，也可以是非常荒谬的理论，甚至是根本无意义的知识等。但是病友都会承认这是自己头脑中的，不是别人强加的。

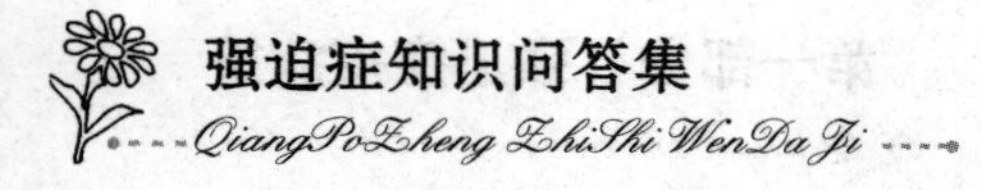

4. 强迫思维常见的表现形式有哪些?

答：强迫思维的常见类别：强迫表象、强迫穷思竭虑、强迫怀疑、强迫性思维反刍、强迫联想、强迫回忆、强迫性犹豫不决、强迫性赘述、强迫性对立思维，以及很难归类的一些强迫思维等。

5. 什么是强迫行为?

答：强迫行为表现出的是各类的动作或仪式。如果问及病友，我们通常会发现这些行为或仪式的目的在于预防或减少苦恼或预防出现某种可怕的事件或情境。但是从客观、他人以及常规的经验而言，这些行为或仪式与打算中和（或）预防的事件或情境之间缺乏现实的联系，或虽然有联系，但联系显得过度了。从根本上讲，这些行为或仪式既不能给人以愉悦感，也无助于完成有意义的任务。强迫行为有的有外显性，表现出可看见的仪式动作或行为；有的是隐匿性，例如默默计数或祷告；有的是为了消除强迫思维而用另外一种思维来抵抗或消除，又称精神性强迫行为。

6. 强迫行为常见的表现形式有哪些?

答：强迫行为常见的表现形式有：强迫检查、强迫清洗、强迫询问、强迫性仪式动作、强迫性迟缓、强迫性计数、强迫性囤积行为、强迫性整理、强迫性回避、强迫性注视等。

7. 什么是强迫表象?

答：强迫表象是在头脑里反复出现过去感觉到的体验（例如视觉、听觉或复杂的感知觉情景），常常具有令病友不愉快甚至厌恶的内容。例如看到的恐怖场面、过去与人发生口角的情景、讨厌的人的脸；有的内容本身并不令人讨厌，但是由于病友感到对其工作、学习等方面有影响而极力排斥，成为强迫症状；又如头脑中反复出现大便落在身上的场景。在头脑中反复出现生动的视觉体验，常具有令人厌恶的性质，例如有一位病友，在脑海中不断闪现她刚刚看过的广告字牌、路标、行人、小鸟等，像幻灯片一样播放，极力控制不想，却越控制越频繁闪现，病友为此非常苦恼，却无法摆脱。

8. 什么是强迫穷思竭虑?

答：强迫穷思竭虑是指病友对日常生活中的一些事情或自然现象或一些毫无现实意义的问题去寻根究底、反复思索，明知缺乏现实意义，没有必要，但又不能自我控制，总是无休止地思考下去。尽管病友的逻辑性推理正常，也知道没有必要深究，但无法克制。如天为什么要下雨？人为什么要吃饭？地球为什么是圆的？为什么 1 加 1 等于 2，而不是等于 3？树叶为什么是绿色的，而不是其他颜色的？通常这个症状会让病友感到欲罢不能，以致食不甘味、卧不安眠、无法解脱。

9. 什么是强迫怀疑?

答：强迫怀疑主要表现为病友总是对自己所做的事进行怀疑，对己言行的正确性反复产生怀疑，明知毫无必要，但又不能摆脱。例如出门时怀疑门窗是否关好了，虽然检查了一遍、二遍、三遍……还是不放心；又如寄信时怀疑信中是否签上了自己的名字，信封是否写错了地址，是否贴了邮票等。

10. 什么是强迫检查?

答：病友对完成的事情总是放心不下，要反复多次检查确认无误才能放心下来。如怀疑是否关好门窗、准备投寄的信是否已写好地址、煤气是否已关好等，所以要反复检查和验证。

11. 什么是强迫联想?

答：当病友听到、见到或想到某一事物时，就不由自主地联想起一些令人不愉快或不祥的情景，如见到有人抽烟就想到火灾。

12. 什么是强迫情绪?

答：强迫情绪又称强迫性恐怖，病友害怕丧失自我控制能力，害怕发疯，害怕得病，害怕违法或做有违道德之事等，明知毫无必要或不合理，但是又不能摆脱。这种意向很少会付诸行动，与强迫意向区别在于没有要行动的内在驱使或冲动。

13. 什么是强迫回忆?

答：强迫回忆是指病友不由自主地在意识中反复呈现经历过的事情，无法摆脱，感到苦恼。多数为过去不愉快的事情，例如，与同学、同事的矛盾，工作的不如意。也有的内容不曾给病友造成烦恼，但因为它干扰了病友目前的工作、学习，故病友极力控制不回忆，却无法控制。

14. 什么是强迫性思维反刍?

答：强迫性思维反刍是指病友对某一问题或事件的反复思索，尽管觉得没有必要，但是控制不住地一遍遍地想。

15. 什么是强迫意向?

答：强迫意向是指病友反复体验到，想要做某种违背自己意愿的动作或行为的强烈内心冲动。病友明知这样做是荒谬的、不可能的，努力控制自己不去做，但却无法摆脱这种内心冲动。例如，病友站在阳台上，有一种想跳楼的冲动，因为怕真的跳下去而非常恐惧，并极力回避；病友抱着自己心爱的孩子走到桥上时，出现想把孩子往桥下扔的意向；病友看到刀子，出现想捅人的冲动，并出现鲜血淋漓的幻想场面，担心真的这样做了，为此而恐惧不安。一般来说，病友不会将这些想法付诸行动。

16. 什么是强迫性犹豫不决?

答：强迫性犹豫不决是指病友总是考虑自己的想法或计划是否合适，考虑很久，仍难以决断，为此而苦恼。如上述情况比较轻或本人认为这是一种习惯，对日常工作、学习影响很小，则达不到强迫症的程度，而考虑为人格方面的问题。

17. 什么是强迫性赘述?

答：病友言语沉溺于细节，啰嗦，常常解释为“担心说不清楚”，对此病友意识到过分了，但是似乎不由自主，想控制却做不到。

18. 什么是强迫性对立思维?

答：强迫性对立思维是指两种对立的思维同时出现，病友为此不安，难以摆脱。例如，有一位曾经学习成绩优秀的中学生，在高考前出现一种症状，只要一学习马上矛盾紧张起来，一方面想好好学习，同时出现另外一种想法“不要学习了”，而一旦出现了“不要学习了”的想法，马上感到“如果真的不学了，我就完了”，因此焦虑不安。病友因为这种对立思维而难以集中精力学习。

19. 什么是强迫性缓慢?

答：病友过分强调事情的精确性和完美性，从而导致强迫性缓慢，如起床要花 2 ~ 3 小时等。而病友否认有任何导致这种行为的强迫观念，可因仪式化动作而导致行动缓慢。强迫性缓慢也可以是原发的，例如，看书时病友的目光常停顿在第一行第一个字，不能顺利阅读以下的内容。这种现象可能源于病友不能肯定自己是否已经看清或看懂了这一行字，因而停滞不前，这类病友往往并不感到焦虑。

20. 什么是强迫询问?

答：强迫症病友常不相信自己，为了消除疑虑或穷思竭虑给自己带来的焦虑，常反复要求他人不厌其烦地给予解释或保证，有的病友可表现为在自己的头脑里，自问自答，反复进行，以增强自信心。

21. 脑子里面总是播放音乐声音，是强迫症状吗?

答：有一部分强迫症病友会体验到脑子中有歌曲在反复播放，但是可以体验到这是自己的感觉，而不是被外界强行插入的，但是自控不能。出现这个症状时病友需要就诊让专业医生判定，需要排除幻听。

22. 强迫症病友对强迫症状的认识（自知力）表现如何?

答：强迫症病友对强迫症状的态度一般表现为自感不合理，

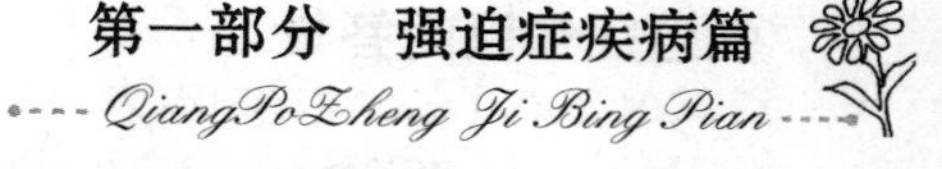

无意义，力图摆脱，有求治欲望，甚至继发抑郁、焦虑和紧张情绪。病友会体会到症状是属于自己病态的精神活动，而非外力所致。病友的自我强迫和反强迫是同时发生的，两者构成强迫现象的两个侧面。以上这些都是典型的强迫症状的表现，但也有很多病友对疾病的认识不良，即自知力不好。所以目前自知力并不是诊断强迫症的必备条件。

23. 强迫症会出现认知功能损害的症状吗?

答：强迫症会出现不同程度的认知功能损害。这些认知功能损害的程度与病程、严重程度、起病速度、合并症状及强迫症状类型都有关系。慢性病程、病情严重、强迫观念者则认知功能受损明显。

强迫症的认知功能损害可以表现在下述方面，这些都是近期文献的一些研究结果进展：

（1）记忆障碍。病友存在视觉记忆、空间再认、工作记忆、非言语性记忆和数字瞬时再认的损害。病友可能更多地注意事件的细节而影响其记忆功能。

（2）注意障碍。病友存在视空间注意损害，其转换能力受损，把注意力过度集中于不相关的刺激，而对相关任务的选择性注意减退。

（3）执行功能障碍。病友由于对正确度的过分关注和强迫思维插入，执行力度差，并且在变换解决问题方法和检查下次是否正确的问题上需要花费更多时间。

24. 强迫症状在某个人身上是不是只有某一种表现?

答：不一定。强迫症在某个人身上可以有很多种类的表现，也可以一生持续一个症状。

25. 儿童强迫症的症状特点是什么?

答：儿童强迫症的症状表现在内容上基本和成人是一致的。不同的是儿童时期出现的强迫症状，患儿对此反复出现并不感到痛苦，反而对父母限制其强迫动作而焦虑不安，所以要注意潜在的强迫症状存在。

26. 总感觉不放松、焦虑、失眠，这是强迫症状吗?

答：感觉不放松、焦虑、失眠的原因可能很多，强迫症状只是其中的原因之一，并且这些表现也可能是强迫症状的前驱表现，所以需要病友更多地去了解自我的体验和想法。

27. 总害怕传染病、害怕病毒，这是强迫症吗?

病友：总是害怕传染上艾滋病，害怕染上病毒，不能看到垃圾桶、扫帚等一类的脏东西，一看到就觉得里面有艾滋病病毒，会沾到自己身上。但是心里也知道没有沾上，就是害怕和不敢相信自己。

答：这是强迫怀疑的一种表现。因为恐惧的原因，自己就不断地加强疾病的感觉和想象过程，所以有些“杯弓蛇影”的感觉。这些感觉不是正常的感觉，是疾病的表现。

28. 总搞不清自己在哪里，这是强迫症吗?

病友：总搞不清楚自己在哪里，比如上厕所之后，总是以为不是在厕所里面，要反复地想；从超市回来，觉得自己身体还在超市里。

答：这是一种带有感知觉异常的强迫症状，症状的核心是不确定的感觉，所以依靠反复想或者检查来寻找确定感。

29. 感觉听不清别人的话，这是强迫症吗?

病友：总感觉听不清老师和同学的讲话，必须要追问到底，否则就会很痛苦、紧张、害怕，有一次把老师追到车站……

答：这是一种强迫询问症状，症状的核心还是不确定的感觉，询问只是帮助找到确认的感觉而已。这样的症状很容易干扰别人的生活，引起麻烦。

30. 自言自语是强迫症状吗?

答：自言自语通常不是最典型的强迫症状表现。但是有的病友有强迫检查和强迫仪式化动作，会用自言自语的方式去确认一些物品和事情。但是自言自语也同样见于精神分裂症的病友，所以建议有此类症状的病友，一定要就诊鉴别。

31. 为什么我的强迫症状表现和别人的不一样?

答：强迫症状的表现多种多样，主要是因为精神心理疾病的症状内容和个人的心理基础有关系。世界上很难找到心理路程完全一样的病友，即使双胞胎也非常难。所以每个人的症状都会有所不同。

32. 洁癖是强迫症状吗?

答：强迫症会有很多的表现，但并不一定所有的表现都是强迫症状。比如洁癖，它和强迫症状的区别是自我有无感觉到主观的痛苦，以及症状是否可以自控，以及有没有影响到其他的生活。一般洁癖通常都是自愿做的，会合理安排好生活，症状可以自控。

我们建议当对一些症状区分不开的时候，病友不要自己过多地思考和判断，以防止产生暗示的影响，适当的做法是在病友认识到自己的感觉和症状后，应及早就诊向医生咨询，这样可以和医生一起进行讨论。医生具备相关的疾病知识和训练，可以帮助病友识别和判断，而没有相关的医疗基础知识和精神心理诊断训练的人，则很容易漏诊和错误地判断疾病。

33. 强迫症状一定是荒谬的吗?

答：强迫症状可以有非常多的表现种类。有些症状会让病友感觉到很真实，并且和现实生活也非常贴近，比如像洗手和检查。但是有些症状会非常荒谬，比如怀疑别人会毒害自己、脑子中出现很荒谬的念头等。所以荒谬与否不是强迫症状的必要特点，病友也不必为此而苦恼，而是应积极地和医生一起分析和辨别症状。

34. 为啥有强迫症状但一点也不痛苦?

答：绝大多数的强迫症状会让病友很痛苦，但是可能在有些情况下病友的痛苦感会下降。比如：当强迫症状转移到家人身上，病友可能会让家人反复地替代他做强迫动作的时候，病友的自我痛苦感觉可能下降；强迫症状非常大量，病友出现严重抑郁情绪的时候，情绪的表达会下降；强迫症状发生在儿童身上，儿童的表现和自我辨识不足的时候；强迫症状达到长期慢性疾病化，病友已经耐受症状，不想改变等。

35. 怎么判定自己的表现是强迫症状呢?

答：强迫症状表现多种多样，通常会根据症状的3个核心特点来识别：

（1）病友主观上有迫不得已的体验；

（2）主观上感到必须加以有意识和有目的的抵抗；

（3）症状在一段时间内反复出现。

但是医生还需要评估很多想法发生的过程、心理状况、症状在外界的表达等来协助判定。所以病友一定要在专业医生的帮助下诊断本病。

36. 强迫症的被迫体验是怎样的？

答：强迫症的被迫体验和有意识的抵抗几乎是同时发生的，两者构成强迫症状的两个侧面，这是强迫症的突出特点。这和大家平时体验的事后后悔是不一样的。正是强迫与反强迫的尖锐对立构成了痛苦的心理冲突。所以，有强迫症状的病友是心理冲突最厉害的一种神经症，这种痛苦的体验在强迫症的特点会很突出，也是病友会主动求医和发现自我强迫症状的原因。但是这些特点在不同的病友身上，有的时候表现会有所不同。这主要和病友自身的性格特点、对待疾病的方式、自我的心理承受能力等许多方面有关。这些心理特点使得疾病的表现具有差异性，所以病友自我判断疾病会有很多困难，建议病友应和医生合作，一起探讨和评价各种因素，以完成疾病的正确诊断。

37. 精神分裂症会出现强迫症状吗？

答：任何一个精神症状都有可能出现于精神分裂症，比如焦虑、抑郁、恐惧，当然也包括强迫症状。但是强迫症状不是诊断精神分裂症的特异症状。

38. 强迫症状是不是一般都有可理解性?

答：正常人也会有些强迫的症状，所以一些强迫症状是现实生活中出现的，具有可理解性，比如害怕疾病、担心细菌而反复洗手。但并不是所有的强迫症状都有可理解性，甚至有的强迫症状可以是非常荒谬的。比如一位病友手里抱着自己的孩子，却忍不住要探头到窗外去看孩子是不是掉下去了；还有一位病友手里拿着油瓶往炒锅里倒油，却担心把油倒进衣柜，只得一手拿着油瓶，另一手打开衣柜仔细查看核实。这些症状在普通人看来就会是非常难以理喻的，但是在病友的感受上是非常真实的，病友自己也判定不清。

39. 强迫症状是不是一般不会涉及性?

答：与性相关的症状可以出现，并且还不少见。比如有些病友在拥挤的公交车上挨着异性，就会感觉自己的生殖器官碰到了对方的生殖器官。有的病友脑子中反复闪现和他人出现亲密接触的镜头，甚至包括强奸他人的镜头。这些症状会让病友产生非常大的恐惧感，也很难让普通人理解和接受。

40. 强迫症状是不是一定要有反强迫的意念?

答：以前对强迫症状典型病例的要求是，有“反抗强迫的意念”，否则，就是精神分裂症。但是目前我们对强迫症的强迫症状的理解已经逐步扩大，认为只要在某一次的症状中有反强迫的意念就可以，并不要求每一次症状都必须有反强迫的意念。这是因为强迫症状的复杂性让每个病友的心理会产生不同的变化和认识，对症状的心态也会不同。

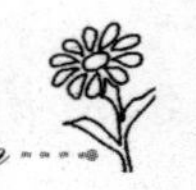

41. 常说强迫症状没有意义，可是我觉得有意义，怎么理解？

答：病友处于强迫症疾病之中的时候，会受症状所影响，把强迫症症状里面的风险不断夸大，甚至当时就认为是真的，所以觉得后续的症状都是有意义的。但是从其他人的角度去看，这样想法和行为就是没有意义的或者是过分的。所以建议用“旁观者清”的角度去重新判断。

42. 都说强迫思维会让人痛苦，可是我不觉得，怎么理解？

答：一般在强迫症的初期病友认为强迫思维的内容毫无意义，往往试图抵制强迫，痛苦感觉就会明显。但是一些病程漫长的病例，抵制可能十分微弱，痛苦感觉会下降；这也可能和患者的疾病信念有关，因而病友更容易接受症状，那么痛苦感也会下降；还有些人格特点突出的病友，往往更喜欢这种思维的方式，所以对强迫思维的感觉已经融入自己的生活习惯，自然就不会感到痛苦。

43. 有人形容强迫症状是两个“我”在打架，怎么理解？

答：一些强迫症状典型的病友，会在症状出现的时候感觉有两个自我，而且这两个自我之间互相冲突，一方面感到其思维内容是不合理的、错误的，同时又感到其具有合理性。如一位强迫怀疑的病友，怀疑同学给自己下毒。他一方面称“理智上”或“实际上”感到他的同学不会害他，但是“感觉上”总是担心同学可能会害他。在想到这些的时候就感觉好像是两种思想或两个“我”在打架，常常分不清哪个对、哪个错。

44. 有很多强迫意向，会不会真的发生啊？

病友：我有很多强迫意向，比如害怕自己会推别人下楼梯，害怕自己开车撞向别人，这些都不会发生吗？还是哪天不小心就真的做了？

答：如果症状确实是强迫意向，那么一般不会真的发生。因为这个症状的特点是用强烈的恐惧感来表现症状，所以病友有很好的自我意识和自控能力。但是这个症状因为恐惧强烈，给病友带来的痛苦会非常大，一定要早日积极地治疗。尤其当症状合并有抑郁症状时候，就更要早日治疗和干预。

45. 哪种强迫症状最严重？

答：强迫症状谈不上哪个更严重。因为强迫症状的严重程度一般要看持续的时间、对病友的主客观影响以及对心理的影响等来综合衡量。这并不是由一个症状的种类而决定的。

46. 哪种强迫症状影响最大？

答：相对而言，强迫意向对病友的影响会很大，因为这个症状给病友弄假成真的感觉，让病友会很恐惧。再有就是和性有关系的一类强迫症状容易让病友有羞耻感，也会产生比较大的影响。还有就是强迫缓慢，因为动作慢而对现实生活干扰多，影响也比较大。

47. 强迫症可以有失眠、身体疼痛吗？

答：强迫症虽然是一种心理和精神疾病，但是人是一个整体，精神和心理的状态会影响到身体的生理状态，所以任何躯体的不适都可能会出现在强迫症中，并且焦虑、抑郁、失眠都是非

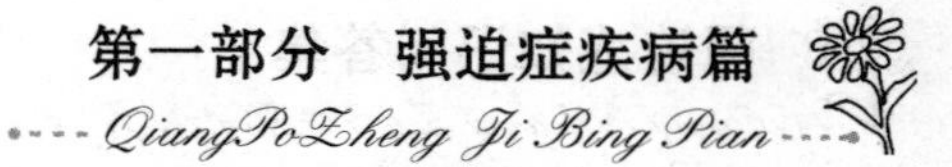

常常见的症状。这些症状不是诊断强迫症的必要条件，但是会影响到人整体的社会生活状态。治疗中都需要积极处理。

四、诊断和鉴别诊断

1. 强迫症的诊断标准是什么?

答：（1）存在强迫观念和（或）强迫行为。这些症状在某些时间被体验是闯入性的和不想要的，在大多数病友中引起显著的焦虑或烦恼，并且病友有想压制这些想法和行为的欲望和想法。

（2）强迫症状是费时的，会引起显著的烦恼。

（3）强迫症状不是由于物质滥用、使用某些药物或其他躯体问题导致的。

（4）强迫症状不是因为某些特殊的精神疾病引起的。

2. 医生是如何下诊断的?

答：医生需要通过问病史，了解症状的发生和发展过程、心理的因素等；还要问及其他身体和精神的状态，鉴别其他可能的疾病；最主要的是和病友交流，了解其内心的真实想法；还需要借助一些检查工具帮助排除其他疾病等。所以下诊断不是一句话，而是一系列的信息收集和分析的过程，最终才能得出诊断结论。

3. 强迫症的分类有哪些?

答：强迫症有很多种分类的方法。有的从症状上分为强迫思维类、强迫行为类；有的从病程上分为慢性和急性；有的从自知力上分为有自知力和无自知力；有的从病情典型程度上分为典型性和非典型性；有的从发病基础上分为伴有强迫性人格和不伴有人格等。分类主要是帮助识别强迫症治疗的难易程度和预后的一种方式。

4. 强迫症、抑郁症、精神分裂症有关系吗？

答：目前由于精神疾病的复杂，还不能完全标明疾病之间的界限。但如果是典型的病例，这些疾病之间并不存在互相转化的情况。但是一部分不典型的案例，会在疾病的某个时期出现不同症状的变化，甚至出现诊断更改的情况。这种情况有的观点认为是共病，也有的观点认为是疾病发展，目前机制不明。我们建议病友一定要定期请医生跟进病情进行评估。

5. 怎么区别强迫症状的担心和正常的担心？

答：正常的担心大家都有，是不可能没有的。但是强迫症的担心，一定带有强迫的特点，如反复，自我觉得没有必要，很冲突，导致生活和社会功能的受损等表现。强迫症状的担心不一定在其他人看来肯定是毫无意义和没有必要的。

6. 疑病症是不是强迫症？

答：疑病症不是强迫症，但是和强迫症有很多的共同点，比如过度担心和忧虑、反复怀疑等。两者的区别是：疑病症关心的是疾病，而强迫症关心的是患病的风险。具体的鉴别，需要就诊确定。

7. 什么是强迫型人格障碍？

答：强迫型人格障碍主要是针对人格特点突出的一类病友。

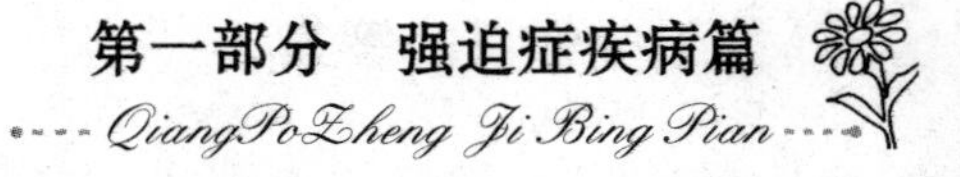

他们的人格主要特征是要求高和过分追求完美，容易把冲突理智化，具有强烈的自制心理和自控行为。所以这类病友平时常有不安全感，对自我过分克制，过分注意自己的行为是否正确、举止是否适当，因此表现得缺乏灵活性，责任感特别强，处事过于谨小慎微，遇事优柔寡断，难以做出决定。这些人格特点一般是从很小就可以发现的，并且一直持续到成人之后，成为病友处事的主要特点。

8. 强迫症与正常人的强迫现象有什么区别?

答：我们日常生活中，大多数的人都曾出现过强迫观念，例如不自主地反复思考某一问题，或念某两句话，反复地检查门窗或者重要物品等。所以两者从内容上的区别并不是很大，主要区别是出现的频率和对正常生活的影响程度。比如当强迫症状出现的时间每天超过 1 个小时，或者对正常生活的影响很大时，就要考虑是否强迫症了。

9. 强迫症和精神分裂症的“强迫症状”如何鉴别?

答：单单从强迫症状本身的特点去鉴别两个疾病是非常困难的。以往被公认的区别是精神分裂症的强迫症状特点是内容荒谬的（指的是内容用常识和常规逻辑很难理解和接受），并且患者对“强迫症状”的自知力差（指的是病友不认为自己的强迫症状是有问题的，不能够认识到这是病态，不知道做这种动作或进行这种思考是没必要的）。但是目前按照国际更多更新的强迫症诊断标准，目前荒谬和自知力不良都不再是两个疾病的典型区别。所以不要执着于症状的鉴别，毕竟是两个疾病，从整体的疾病发生和发展以及其他症状去区别更合适。

10. 强迫思维和强制性思维的区别是什么?

答：强制性思维是病友可以感觉到不是自己在想和思考，而是别人强加给自己的思维，病友可以体验出这个思想主体的外源性和自我的被动性，这个症状见于精神分裂症。但是强迫思维的病友会感觉到是自己控制不住地要想，这个思维是自己的思维。

11. 强迫症与恐怖症的区别是什么?

答：强迫症是以强迫观念和强迫行为为主要症状的疾病，这些症状常起源于病友的主观体验，其回避行为与强迫怀疑和担心有关，强迫症的恐惧感觉并非疾病本身的特点，而是疾病的表现和结果。而恐怖症是以恐怖症状为特点的疾病，恐怖症状是表现出对来源于客观现实的某个具体的对象出现恐惧感觉，因为恐惧而出现回避行为，病友多数缺乏自我克制愿望。常见的有广场恐怖、社交恐怖、特定的环境恐怖等。在临床上有很多两种疾病共存的案例。

12. 如何去理解强迫症状?

答：理解强迫症状要追溯强迫症状发生的根源，了解症状存在和发生的心理基础；要从内心深处了解病友对该种状态的真实认识和态度以及评价；要客观地同周围人去比较，看处于同样环境和条件下的人是否都会产生类似的想法；要看症状对病友社会功能和实际生活的影响程度。

13. 强迫症状和妄想的区别有哪些?

答：妄想是一种在病理基础上产生的歪曲的信念、病态的推理和判断，它既不符合客观现实，也不符合病友所受的教育

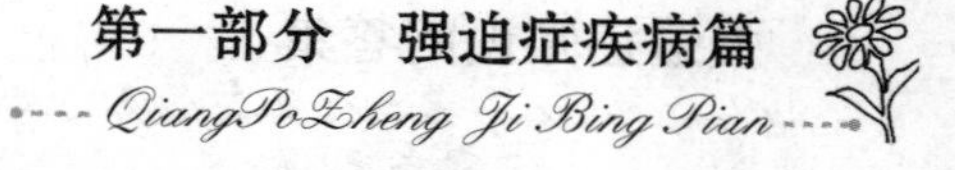

程度，但是病友对此坚信不疑，无法被说服，也不能以亲身体验和经历加以纠正。妄想最常见于精神分裂症。而强迫观念（强迫性思维）是指某一观念或概念多次重复地出现于病友的思想中，且伴有主观的被迫感觉和痛苦感，病友完全明白这一思想是不必要的，并力图加以摆脱，但是它却违背病友的意愿而出现。

14. 强迫症和精神分裂症的关系是怎样的?

答：疾病之间的关系复杂是因为人类对疾病的分类也还在研究中，并没有完全定论。精神分裂症和强迫症有一部分重叠的现象，一部分精神分裂症病友以强迫症状为前驱症状；一部分病友的强迫症状与精神分裂症症状同时存在；一部分病友的强迫症状在精神分裂症缓解之后出现。所以病友需要在医院定期接受评估和诊疗，以帮助鉴别症状和疾病。

15. 强迫症和抑郁症如何鉴别?

答：抑郁症主要以情绪低落为主，同时伴有兴趣缺乏、乐趣丧失等症状。而强迫症主要表现为强迫观念和（或）强迫行为，所以两者不难鉴别。但是临床有强迫症伴有抑郁症状的案例，并且抑郁症状的程度可以达到抑郁的诊断；同时有抑郁症的病友也会出现强迫症状。这时候需要从整个疾病的发生和发展过程来分析，区别原发和继发的关系，以及主要和次要的关系。抑郁症的强迫症状可以随着抑郁情绪的缓解而消除；强迫症的抑郁情绪也会随着强迫症状的减轻而好转。如果抑郁症的临床症状在整个病程中占主导地位，应该诊断为抑郁症；如果抑郁症状和强迫症状均达到临床诊断标准，应该做出共病的两种诊断。

16. 除了强迫症之外，还有哪些疾病会出现强迫症状？

答：除了强迫症之外，还有很多躯体疾病和脑器质性疾病，以及其他精神类疾病都可以出现强迫症状。比如一些颅内的器质性病变（如颞叶癫痫、颅内肿瘤），可以在临床上表现出强迫症状。抑郁症、精神分裂症也都可以出现强迫症状。这需要结合病史和在相关的内、外科的诊疗过程，以及相应的客观检查。

17. 广泛性焦虑症和强迫症如何区别？

答：广泛性焦虑症的焦虑内容大多数是不固定的，担心的程度是比较强烈的，但是其缺乏强迫症病友的自我抵抗感、强烈摆脱体验等特点。另外，广泛性焦虑症病友会有其他的焦虑特征，比如自主神经系统症状和运动行为方面的特征。再者，广泛性焦虑症的焦虑来源更多的是惧怕，害怕那些不固定的内容，为此而采取一些行动，比如回避，同时产生强烈的焦虑体验。而强迫症病友强迫思维的内容一般是虚构的，而且对这些想法病友认为是不合适的（自我不协调，他们认为不应该出现这些念头），是对固定的几个内容产生不确定感，这种不确定感的存在产生强烈的焦虑，为缓解这种不确定感而获得更多的确定性，就会出现一些强迫行为，可是，这样反而使自己的焦虑更重或仅是暂时的缓解，但是同时产生了抵抗感、欲摆脱感，以及强烈的痛苦感。

18. 疑病症和强迫症如何鉴别？

答：疑病症的特点是对自己的健康特别关注，这也是一种担心、怀疑、不确定的表现。但是其症状相对固定于躯体的感觉和疾病。从发生机制上讲，是病友对自己躯体某个部位或器

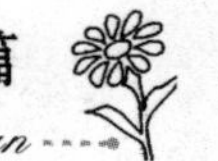

官的不适感做出了错误的判断和理解，之后认为自己患了某种严重的疾病，并对此深信不疑，因而四处求医和做各项检查，目的就是寻找自己患病的依据，虽然证据均表明自己没有患病，但是病友却不相信，仍多处检查就医。一般疑病症缺乏强迫症病友的自我抵抗感和纠结感觉，显得对自己的疾病的判定更固执一些。

19. 抽动症和强迫症如何鉴别?

答：抽动症是一种突发的、快速的、不可自控的、一般无目的性的肌肉运动，所以抽动症的行为是不可自控的、一般情况下无目的性和意义的动作。而强迫行为一般情况下是为了缓解强迫思维引起的焦虑，所以通常是可以自控的，但是控制这些行为会出现强烈的焦虑体验，所以就会有强烈的痛苦感。两个疾病在同一病友身上出现（共病）的概率很高。

20. 社交恐怖症属于强迫症吗?

答：不属于。两个疾病分别是不同的疾病，但是在医学上有共病之说，就是可以在某个阶段有两种疾病同时存在的情况。社交恐怖症的恐怖主要是针对社交的场景、环境、条件的恐惧情绪。

21. 强迫症与拔毛癖、揭皮癖、冲动控制障碍如何区别?

答：这些疾病都是归属于强迫谱系的疾病，所以它们之间有相似点。但是各类疾病专注的点不同：如拔毛癖专注于拔毛，揭皮癖专注于剥皮，冲动控制障碍的体验主要是对冲动控制不住。我们建议病友就诊时和医生一起作鉴别。

22. 什么叫强迫谱系障碍?

答：强迫谱系障碍是一类疾病，它们在生理和病理上有很多共同的特点，所以被归为一类去探讨。这一类的疾病具有类似的特点，表现为反复出现的观念和（或）行为，症状反复出现而且难以控制。可能的疾病包括强迫型人格障碍、躯体变形障碍、疑病症、人格解体、进食障碍、冲动控制障碍、成瘾行为（病理性赌博、强迫性性行为、强迫性购物、网络成瘾）等。

23. 孩子生病有1年了，是否需要对他的疾病进行重新评估?

答：不只是生病几年需要评估。强迫症疾病的评估需要不断地进行，治疗前、治疗中、治疗后、疾病有变化、疾病增加新的症状、疾病加重等都需要常规地去作评估。这样系统的评估可以监控疾病发生和发展的走势，更好地了解疾病程度，从而给出积极的治疗方案。

24. 以症状是否荒谬来区分精神分裂症和强迫症对吗?

答：症状荒谬与否这个特点在两病鉴别上的价值是相对的，不是绝对的。比如，有些强迫症病友的强迫形式和内容，表面看来十分荒谬离奇，但一经追溯其发生根源却是可以理解的。而有些精神分裂症病友也可以有与现实非常贴近的强迫症状。所以当遇到有荒谬内容的强迫症状时，一定要追溯一下其发生的经历和条件，从病友内心深处了解一下其对该种状态的真实认识和态度，综合起来去区别。病友需要和医生一起探讨。

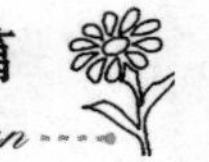

25. 孩子一段时间有幻觉，一段时间是强迫症状，到底是哪种病呢?

答：复杂的病例情况，一般需要医生详细的病史采集和问诊才可以判定。一般这类情况，医生不仅要看横断面，也要看整个疾病的发生、发展和时间流程，才能进行全面分析。医生需要判定哪个症状是原发的，哪个是继发的，哪个是主要地位，哪个是次要地位；也要分析强迫症状是精神分裂症的症状之一，还是因药物诱发而产生。总之，判断是个复杂的过程，需要医患共同的努力。

26. 强迫症状的描述对鉴别精神分裂症和强迫症有何帮助?

答：了解病友对强迫症状来源的体会对明确诊断具有帮助。比如医生进一步追问其强迫症状是如何产生的，典型的精神分裂症病友常会说是受外力影响造成的，或回答不出症状因何造成，或回答的态度模棱两可，而强迫症状的病友会回复其产生的经过和心理的历程。

27. 爱清洁、讲卫生是强迫症吗?

答：爱清洁、讲卫生是一种良好的生活习惯。一个好的习惯是对生活有帮助的，也会给人愉悦的感觉。但当某一正常行为重复次数过多，以至影响工作和学习生活时，也就不再是正常的了。所以如果爱清洁、讲卫生的程度发展到影响正常生活，影响正常人际交往，那么也就成了问题行为。但是不是强迫症，需要按照强迫症的诊断标准来判定。

28. 个人习惯与其他人不太一样，是不是强迫症?

病友：我的个人习惯是每天晚上睡觉前一定要穿上同一件睡衣，并且从卧室门口走固定的步子到床前，上床后要先将床下的鞋子摆整齐，然后关灯睡觉，如果上述动作的顺序错了，或是漏了哪一项，就需要重新做，直到做对为止。这是不是强迫症。

答：个人习惯每个人都有，虽然各自的习惯会有不同，大多数的时候大家都可以互相理解和忍让。所以这样的习惯只能说明你有强迫的素质和特点，但具体是否达到疾病的程度，需要看你的心理感受，是否痛苦、是否不能自控、是否感觉对自己的生活有阻碍等方面。

29. 精神分裂症会转变成强迫症吗?

答：目前比较认可的观点是，精神分裂症是精神分裂症，强迫症是强迫症，它们是两种完全不同的疾病，有可能共病(一起存在)，但是基本不存在相互转变的情况。强迫症病友也有可能患上精神分裂症，但是概率不大，并且也有可能是精神分裂症初期的症状不够典型，疾病还没有发展到可以达到确诊的程度。精神分裂症患者，也有可能在治疗过程中出现标准的强迫症状，有可能是精神分裂症本身的一部分症状，也有可能是药物所诱发。所以，这种转变谈不上。

30. 心理测查能够帮助看出什么?

答：心理测查是辅助我们了解病情、共病、性格特点、情绪障碍和心理基础的方式。所以医生常规都会给病友做心理测查，以帮助了解病友。

31. 为什么总要检查身体和化验?

答：因为有些强迫症状和躯体疾病有关，比如一些脑瘤的病友同时也会有强迫症状，医生需要与可能引发强迫的其他疾病进行鉴别。同时，化验和检查也是在药物治疗中，不断保证病友安全的一种方式，毕竟医生没有先见之明，需要靠客观检查手段来监控药物的安全。

32. 强迫症的测试题准不准?

答：测试题一般仅供参考和借鉴。因为真正的精神心理诊断，务必是要经过专业医生的面诊和评估进行的，几道题目不能帮助诊断和治疗。但是可以帮助病友做个自我筛查。

33. 强迫症的量表可以帮助诊断吗?

答：目前的量表仅是辅助筛查和评价程度，达不到测评后就诊断的程度，所以诊断请病友务必在正规医院就诊进行。

34. 强迫症病友做量表有什么用?

答：强迫症这个疾病对人的社会生活、情绪心理状态都会产生非常大的影响。而这些症状和影响的评估很难在短时间的面诊内判定清楚。所以需要做各种量表以帮助判定病友所处的状态和疾病的影响。量表评估除了常规的强迫症量表外，还需要利用其他相关量表进行各个维度的评估，比如情绪、社会功能、生活质量、家庭支持、心理基础、疾病信念等。

35. 头部的仪器检查可以帮助诊断强迫症吗?

答：头部的仪器检查起的是辅助作用，重点在于排除是否有头部的肿瘤、炎症等疾病，因为这些疾病也可能会产生强迫症状。

36. 强迫症的严重程度是如何划分的？

答：发病时间的长短不是划分强迫症轻重的标准。严重程度主要靠强迫症状的持续时间、频率、对个人的干扰、对社会功能的影响、能否自控等方面来综合判定。

37. 强迫症可以和其他疾病一起出现吗？

答：这种一起出现的情况，医学上叫共病。强迫症可以和很多精神疾病共病，比如情感障碍（包括有自杀倾向的抑郁障碍、双相情感障碍）、焦虑症（惊恐障碍、广泛性焦虑症、社交恐怖症）、神经性厌食症和贪食症、酒精或物质滥用或依赖、抽动症等都很常见。

38. 耶鲁－布朗强迫症状量表的分数怎么解读？

答：耶鲁-布朗强迫症状量表（Yale-Brown obsessive-compulsive scale）简称 Y-BOCS 量表，是美国 Goodman 教授编制的，主要是用于评估强迫症的症状表现、严重程度。量表包括 10 个条目：强迫思维 5 项和强迫行为 5 项。严重程度通过症状的痛苦感、频率、冲突、自我抵抗等方面来评估。每个条目都是 0 ～ 4 分，所有的条目合成总分，范围为 0 ～ 40 分。

轻度：6 ～ 15 分 (单纯的强迫思维或强迫行为，仅需要 6 ～ 9 分)：其症状已经对病友的生活、学习或职业开始造成一定程度的影响。

中度：16 ～ 25 分 (单纯的强迫思维或强迫行为，仅需要

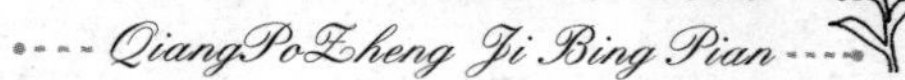

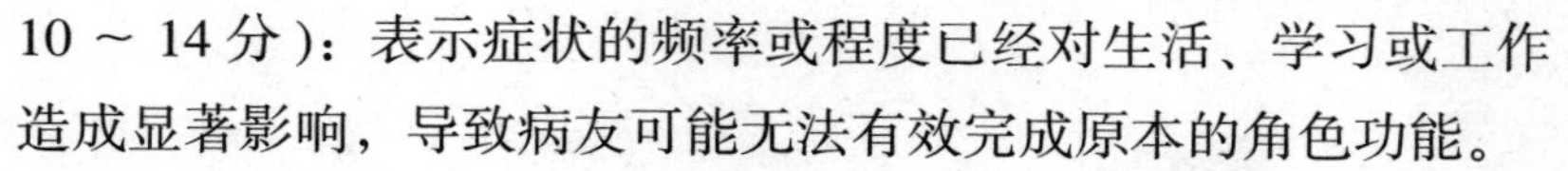
10 ～ 14 分）：表示症状的频率或程度已经对生活、学习或工作造成显著影响，导致病友可能无法有效完成原本的角色功能。

重度：25 分以上（单纯的强迫思维或强迫行为，仅需要 15 分以上）：症状非常严重，病友完全无法完成原有的角色功能，甚至无法胜任生活自理。

需要注意的是，不能只凭量表得分来诊断疾病。

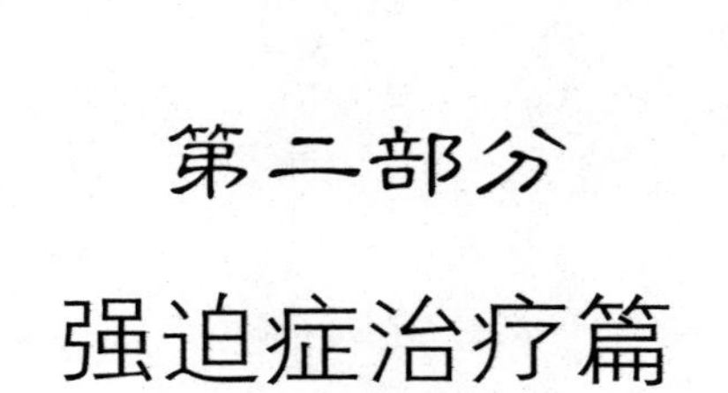

第二部分

强迫症治疗篇

一、药物治疗

1. 我觉得强迫症是心理问题，药物能有作用吗?

答：强迫症并不是单纯的心理问题，因为诸多的研究已经发现强迫症病友的大脑内的递质和结构有改变，现在已经有趋势将强迫症看作生理性的疾病。只是这些改变目前还不能帮助完全确诊强迫症，而且这些改变没有特异性。所以强迫症并不是单纯的心理问题，而是和心理密切相关的疾病，也有相应的生理变化基础。

2. 强迫症是否是脑子里缺少了一种物质，需要靠药物来补充?

答：按照目前对强迫症的研究，人们认为脑中缺乏一种叫5-羟色胺的化学物质，这是强迫症的发病基础。所以目前很多药物都是增加脑内这个化学物质的，并且也在临床中取得了良好的效果。但是目前强迫症的患病机制并不是只有这一个，所以也有很多其他药物可以使用。

3. 5-羟色胺可以通过抽血检测出来吗?

答：目前抽血都是检测外周循环血液的正常与否，而大脑中的5-羟色胺缺乏是导致强迫症的原因之一。从理论上讲，大脑内物质浓度的检测可以做，但是目前还缺乏有效的直接检测手段。

4. 药物的机制好复杂，看不懂啊！

答：药物的机制目前还都是一些学说和实验室的结果，并且都很专业，所以自然很难懂。但是临床治疗除了专业的数据和知识外，还有很大的一部分依靠的是临床经验。所以大家也不用盲目研究，可以和医生一起探讨。

5. 怎么从根本上治疗强迫症?

答：治疗强迫症的根本方法是学会怎样去应对强迫。因为“敌人”是不可能一下子消灭的，所以大规模的“消灭”强迫症，就如攻城一样，需要突击和奋战；而之后小规模的预防强迫症和想长治久安，就像守城一样，不是从突击和奋战上想办法，而是要努力让自己身心平衡、愉快，这样才能达到根本的治疗。

6. 怎样才能不依赖药物?

答：药物不是我们医生和病友的“敌人”。我们是因为生病才要去接受治疗，而治疗的目的就是为了获得高质量的生活，而不是为了不吃药。如果存在一点药物都不用吃的治疗方法，那么医生也就不会提供药物给你了，只是可惜目前医疗的手段还达不到医生和患者所希望的疗效。所以不要把药物当成“敌人”，至少在没有新的不用药物的治疗方法出现之前，你的选择要么是用药积极治疗，以提高生活质量；要么是不用药物而去承受较低的生活质量。当然有些病友的强迫症状不重，可以不用药物调治，那需要病友和医生一起判断这个尺度，而不是仅凭自己的一厢情愿。

不依赖药物还要积极地改变自己的认知，改变想法。因为心理疾病的产生多半是和每个人的认知不同有关，认知决定了每个人的情绪、行为。改变认知，改变对事物的认知方式，才有可能真正地去面对强迫症状和强迫症。不轻言放弃，建立乐观向上的精神，勇敢地去面对，这样才能从根本上战胜强迫症。

7. 怎样看待强迫症的药物治疗?

答：药物治疗不是强迫症的唯一治疗手段。是否需要药物治疗，需要看疾病的病情而定。病情轻、可以利用其他治疗手段，就争取不用药物治疗。但是病情严重就需要药物辅助，并且该用的时候就要用，药物的风险也需要病友积极地面对和承担。

8. 强迫症的一线治疗药物有哪些?

答：一线药物包括舍曲林、氟西汀、氟伏沙明和帕罗西汀，这些是由美国食品药品监督管理局（Food and Drug Administration，FDA）批准的治疗强迫症的药物，也同样被国家食品药品监督管理总局（China Food and Drug Administration，CFDA）批准使用。这些药物都属于5-羟色胺再摄取抑制剂（SSRI），耐受性较好，所以一般推荐它们作为一线药物使用。

9. 服药多长时间才能有效呢?

答：每种药物都有各自的特点，起效和作用的时间不太一致。并且每名病友的病情和体质不尽相同，所以每个人对治疗的反应也不一样。被大家公认的是，药物开始时剂量宜小，逐渐加量，一般在达到治疗剂量2～3周后开始显现疗效，直到治疗开始后8～12周才达到最大效果。

10. 哪种药物治疗强迫症最好?

答：治疗强迫症的基本药物大致就几种，屈指可数。很多病友希望给出排行榜，知道哪种药物最好。但是这是个非常难以回答的问题。因为药物本身就是不同的化学物质，每个人身上的疾病又是不同特点和程度的强迫症，个体的身体素质和对药物的敏感性也有差异。所以没有统一的排行榜的可能。病友需要和医生一起诊疗，区分药物各自的优缺点，了解用药的个体差异，找到适合自己的药物。

11. 为什么氯米帕明不是一线药物？

答：氯米帕明也是FDA、CFDA批准的治疗强迫症的药物。出于安全性的考虑（有可能出现惊厥、心脏毒性、认知损害、抗胆碱能不良反应、药物相互作用，以及过量致死性的风险），氯米帕明没有作为一线药物。一般是要经过一种或两种SSRI类药物治疗后才考虑使用氯米帕明。

12. 按照说明书用药可以吗？

答：说明书只是对药物基本情况的一个文字介绍。但是具体用药，尤其是处方药，一定要在医生指导下使用。毕竟医学是个非常复杂的学科，药物更是有很多未知的风险，需要慎重对待。

13. 医生怎么指导药物的使用呢？

答：医生一般会根据已经获得的医疗知识和经验来给病友看病。所以一些方案已经预先设计在医生的头脑中。如何增加，如何减少，何时加和减，同时结合患者的个人体质以及在问诊过程中设想到的可能会出现的一些问题等，医生就这样设计出药物治疗的方案。所以很多信息都会对药物治疗调整产生影响。

所以治疗上有时候没有完全确定的方案，常常需要根据每次就诊看到的和了解到的信息综合考虑。病友也要了解，医疗上没有准确的答案，是因为医疗受太多复杂多因素的影响。所以病友最好找一位自己信得过的医生，并且通过连续的就诊和讨论来决定治疗方案的调整。

14. 服药 1 周没有效果，需要换药吗？

答：药物治疗是要花费时间的，不可能吃上 1 天药，第 2 天症状就完全消失了，这只是理想状况。目前强迫症急性期的治疗大概需要 2 ~ 3 个月的时间，之后才能确定药物治疗是否有效。但是前提是，药量已经加到足够剂量。所以只有 1 周的时间无法判定疗效，药物根本没有达到治疗的时间，疗效还没有发挥出来，我们建议病友要坚持服用药物到足够的治疗时间。

15. 服药 3 个月了没有效果，该换药吗？

答：服药 3 个月的时间够急性期判定疗效的时间了，但是还要看药量是否已经加到治疗的足够剂量。因为治疗强迫症的药物用量通常比治疗抑郁症的剂量要高一些，比如我们平时治疗抑郁症时 1 粒就够了，但是用来治疗强迫症有可能 1 粒是远远不够的，有时会用到 2 粒、3 粒，甚至 4 粒。所以也要看药物剂量是否充足。

16. 药物该用多大剂量？

答：药物究竟要多大量才可以治疗好某个病友的病，这个事先无法获得具体答案，因为医生也不是可以预测未来的神仙。医生能做的是，根据不同的药物种类和已经有的治疗经验，以及在病友的治疗中出现的治疗反应来综合判定和衡量，究竟用到多少量对病友个人比较合适。也许有的药物从 1 粒到 6 粒都有治疗强迫症的作用，那么在这个区间里面，应该用哪个剂量才会对个体有作用，这就需要医生根据具体的情况来为病友调整出一个最佳的剂量，或者说是一个相对较佳的剂量。病友们千万要记住，不要盲目跟风，别人用几片那我就也用几片是不行的。

17. 都说药物要最大量地使用，我一下子用到最大量行吗?

答：强迫症所需要的药物剂量是比一般的抑郁症和焦虑症病友使用的要高。但是这些并不一定适用于每个病友。药物是个体化差异非常大的化学物质。病友最好还是遵从医生的处方，一点点地加量和观察治疗，以防止出现不良反应。

18. 怎么选择药物的种类?

答：病友要和医生一起回顾疾病的发生、发展，目前的严重程度，病友个体的体质，以往治疗药物的使用经验等，要综合考虑做决定。病友一定要记住用药需要遵循个体化的特点，还要有医生做专门的指导。

19. 强迫症为何用抗精神病药物?

答：所有以单一抗精神病药物治疗强迫症获得肯定效果的研究，均达不到目前临床认可的标准，所以现在公认的观点是单一抗精神病药物治疗强迫症是无效的。但是对于难治性强迫症，许多学者认为在使用 SSRI 类药物的同时辅助一些抗精神病药物可以改善强迫症状，疗程应达到 4 ~ 6 周，一般使用的是高效价抗精神病药物，这类药物可以增强 SSRI 类药物的疗效，特别是对伴有抽动障碍及有冲动障碍或分裂样人格障碍的病友尤为适用。这些已经在临床经验和学术上获得认可，但是注意它们的使用需要进行评估，不是人人都需要和适合。

20. 可以选择的抗精神病药物有哪些？

答：目前文献大量积累的资料中，以下的抗精神病药物合并治疗受到推荐和认可。常用的有氟哌啶醇、利培酮、喹硫平、奥氮平、阿立哌唑等。一般优先推荐非典型抗精神病药物，它们的不良反应相对要小。

21. 服用抗强迫症药物期间能不能饮酒？

答：一般按照药物处方的建议，医生会建议病友服药期间不能饮酒。这是因为药物和乙醇（酒精）一起进入体内，可能会产生一些相互作用，这些作用因为每个人的饮酒量和个人体质、个人的代谢状态无法做到事先完全的估计，所以还是不饮酒最好。如果因某些特殊原因不得不临时饮酒，建议饮酒量要小于平时量的 1/3，另外对酒精过敏的病友禁止饮酒。

22. 中药可不可以和西药一起吃？

答：中药目前没有确认可以治疗强迫症，但是中药可以很好地改善病友的情绪和躯体的状况，所以出于这点考虑中药、西药可以合用。但是请病友们一定要选择正规的医院开具药物，不要迷信偏方。

23. 治疗强迫症，中医好，还是西医好？

答：如果是以强迫症为主的疾病，建议以西药治疗为主，尤其是中度以上强迫症的病友。中药可以作为辅助控制焦虑和改善情绪的治疗方式。

24. 中药治疗强迫症效果好吗？

答：中药目前没有确认可以治疗强迫症，并且中西医的治疗理论不一样。目前的经验是它可以作为辅助抗焦虑和改善情绪的治疗方法。

25. 常用的 SSRI 类药物治疗效果不好，可以选择其他的抗抑郁药物吗？

答：目前治疗强迫症的主体药物是 SSRI 类药物，并且临床被批准的也基本是这些药物，这些证据都是经过临床试验和研究证实的。其他药物应具体问题具体分析，比如病友的强迫症里面有其他疾病的成分很多，比方说抑郁、焦虑、分裂样的症状等，医生也会因此考虑其他药物的应用，所以这些应该由病友和医生具体商议是否有使用的必要性和可能性。

26. 吃药了，但是感觉是自己的改变，不是药物的作用，是这样吗？

答：是否是药物的作用，病友可以和医生一起商议判定，一般药物在早期可以很快地缓解焦虑，之后病友可以感受到自我的观念和要求的改变，所以会认为是自己的改变占了主体，药物的作用不大，但是有的病友减少了药物后很快病情有了反复，所以建议病友要慎重，要与医生一起讨论。

27. 吃药可以改变性格吗？

答：严格意义来讲吃药不改变性格，药物没有那种作用。但是药物可以改变情绪，很多情绪稳定下来，病友的想法就会发生改变，新的行动和感受也会出来，所以看起来像是性格改了一样，但是这不是真正的性格改变。更稳定的性格改变需要心理治疗来实现。

28. 不吃药强迫症肯定治不好吗?

答：凡事都不是绝对化的，不是吃药肯定就好，也不是不吃药肯定就好不了。药物和心理治疗更多的是权衡利弊的决策。毕竟每个人的治疗条件（包括个人的体质、当地的医疗条件水平、个人的经济条件等）都不一样，疾病的程度更不一样，所以这样的断言肯定不科学。在药物和心理治疗都很不发达的年代，相信也有人会自我调整成功。所以建议病友和医生之间做个交流，一起决定治疗方式。

29. 药物和心理治疗之间怎样平衡?

答：药物治疗和心理治疗对强迫症都非常有益，但不是每个病友都可以获得那么多的治疗机会和有那么多的时间。所以这个平衡也就是要针对自己的疾病程度和状态、自己拥有的治疗机会和条件，积极地找到符合自己的可以实际操作的方式。所以治疗的起点和终点都是一样的，但是起点和终点之间的曲线每个人走的会不一样。这个曲线受个人的条件、医院和医生的条件、经济因素、工作和学习的状态、时间等很多因素的影响。病友找到符合自己的平衡曲线更重要。

30. 药物可不可以解决一切强迫症状?

答：药物不是万能的，药物可以解决很大一部分强迫症状，但是药物很少能增加我们对疾病的了解和对病友性格的修正。所以我们希望病友们在强迫症状的治疗中，可以在药物的帮助下，尽早地开始心理调整，早日走出强迫。

31. 身体还有其他的疾病，同时服用抗强迫症药物，药与药之间会有什么影响吗？

答：病友治病期间同期服用的药物一定要告知精神科医生和其他疾病的负责医生，这样的目的是使双方都心里有底，可以一同去评估和预测药物之间的相互作用。因为人体的复杂和药物的特殊性，有的会有明确的经验，而有的还属于未知的反应，需要医生和病友一起共同判定。

32. 吃抗强迫症药后有副作用，比如手抖，如果停药后会恢复吗？

答：大部分药物的不良反应一般都可以在仔细地观察评估、处理后得到控制，真正无法恢复的不良反应是少见的。但是药物和个人的体质非常有关系，医生并不能完全在事前估计它的出现与否，所以用药期间病友需要和医生合作，一起进行观察和评估，像手抖类的药物反应一般都可以消除。

33. 强迫症状没有了，是不是就可以停药了？

答：强迫症状没有了，只是临床痊愈的一个标志，但是并不表示可以停药了。因为强迫症按照疾病的特点，通常需要长时间维持和稳定的治疗方案来预防随后的复发，所以一般需要病友和就诊的医生一起评估需要维持治疗的时间以及停药的方式和方法。

34. 药物治疗要维持多长时间？

答：长程药物治疗可以预防复发。目前大多数的文献建议是急性期后药物治疗持续至少 6 个月，最好药物维持 1 ~ 2 年。

很多患者可能需要更为长期的药物治疗。

35. 停药是不是可以一下子都停下来?

答：停药需要经过医生的评估，除了要维持一定的治疗时间之外，还要与病友一同商议停药的方式和方法。一般药物的停用是逐渐停用，打个比方就好像是下台阶，下一下，停一停。突然停用可能会引发停药的不良反应。

36. 停药可能会有什么样的不良反应?

答：病友在停药后出现有恶心、呕吐、眩晕、头痛、嗜睡、激越、失眠、肌阵挛，以及感觉异常等现象时，需要注意停药反应的可能。

37. 停药时如何预防停药反应?

答：准备停药时一定请医生事先作评估和计划，判定病友体质的情况，回顾最开始药物应用的情况，设计缓慢减少药物计划。

38. 如果出现停药的不良反应怎么办?

答：程度轻的，一般在数天内就可以恢复，不必处理，可以先观察。如果程度严重，需要就诊以重新设计减少药物的方案，必要时候可以重新回到之前的药物剂量。

39. 每个医生对治疗的意见不同，病友该怎么办?

答：这个是可以理解的。每个医生看病友的时候也会千人千面，毕竟病友每个时间段内的症状表现会不同，医生所看到的情况也会不同，所以判断也会有些差别。遇到这样的情况，病友就需要找经验更丰富的医生一起探讨方案，另外，应多听几个医生的共同意见。当然，医生永远都是提供建议者，最终的抉择需要病友自己做出决定。

40. 吃药后症状减轻了，但是还没有彻底好，病友需要做什么?

答：服药后症状减轻，说明药物控制症状是有效的，但是没有彻底好，说明治疗的最终目标还没有达到。这时候病友需要和医生一起评估，看是否有需要调整治疗药物剂量，还是需要辅助其他方式的治疗来达到最终的治疗效果。

41. 每次服药后症状都缓解了，但是过一段时间就会反复，怎么办?

答：每次症状缓解，说明当时的治疗是顺利的。但是过一段时间出现反复，就需要去寻找反复的原因，比如药物减量太快、遇到心理应激事件没有良好解决、个性等，然后寻找应对的方式和方法来减少症状的波动和反复。

42. 药物用了一段时间，是否需要调整?

答：药物的应用必须要遵医嘱，因为需要平衡病情和用药的风险而决定药物的使用。这里面需要观察病情变化、需要看药物的不良反应、需要看症状的发展趋势等，所以病友务必养成及时就诊的好习惯。

43. 难治性强迫症是怎样定义的?

答：目前多数学者把难治性强迫症定义如下：经过至少 3 种足量、足疗程的抗强迫症药物治疗无效，其中一种药物为氯米帕明，其他类型药物为 SSRI 类药物。足量的定义是：氯米帕

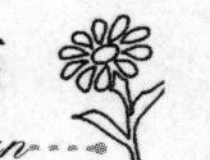

明（200mg/d）、氟西汀（60mg/d）、氟伏沙明（300mg/d）、舍曲林（200mg/d）、帕罗西汀（60mg/d）。足疗程的定义是：每种药物最大剂量至少 12 周。无效的定义为：经治疗后耶鲁 - 布朗强迫量表评分（Y-BOCS）下降不到 25%。

44. 治疗强迫症的药物会让人成瘾吗?

答：治疗强迫症的药物中，只有苯二氮革类药物是属于可以成瘾的药物，其他药物都不属于成瘾药物。所以病友们不要恐惧。另外，药物的使用需要在医生门诊处方建议下使用，这样就可以一起保证安全。

45. 治疗强迫症的药物有抗药性吗?

答：抗药性的说法目前在强迫症的治疗中还不被认可，所以这个说法并不科学。但是一般来讲，随着治疗发作次数的增加，治疗的难度会上升，这个和疾病的特点有关，和药物关系不大。

46. 对于药物产生的副作用，应该怎么办?

答：在治疗过程中，医生和病友都不愿意发生任何药物副作用。但现实是，药物的副作用是药物本身必有的，无法找到任何一种完全安全的药物。轻松点说，食物也不是对人人都适合的，更何况是药物呢。最好的办法是由专业医生评估、处方、随访、治疗，最大限度地避免和治疗药物副作用。

47. 对于抗精神病药物，有的医生推荐，有的医生不支持，怎么办好?

答：医生推荐或不支持都各有理由。一般不建议把抗精神病药物列入常规的治疗方案，所以这时候的治疗当然是不推荐的。但是当普通的抗强迫症药物治疗无效时，抗精神病药物作为升级治疗的方案是可以应用的，所以这时候是推荐的。

48. 都说苯二氮䓬（安定）类的药物不要吃，害怕产生药物依赖，该怎么办?

答：苯二氮䓬（安定）类的药物也不是常规治疗强迫症的药物。但是强迫症一般都会伴有比较明显的焦虑，而苯二氮䓬类药物是控制焦虑快并且安全的药物，所以在焦虑严重和干扰生活的时候就需要使用。使用治疗用药一定要和医生商议，因为天下没有一点副作用的药物是没有的，而治疗本身就是权衡利弊的一个过程，想获得治疗效果需要利弊平衡。

49. 进口药物和国产药物有哪些区别?

答：病友不要盲目地崇拜进口药。药物审查和上市都是经过国家食品药品监督管理局审批后进行的。药物能够上市，说明是国家审批合格的。但是我们建议病友还是要选择大的制药企业和有信誉的制药企业，这样的药物使用起来更放心。进口药物多半是原发研制厂商的产品。所以药物的具体选择要看药物质量、价格、是否进入医保目录等多个因素。

50. 怎么知道症状是不是药物的副作用?

答：一般从服用药物开始，所有出现的反应，先要从安全性评估做起，哪怕是很偶然的现象也要报告给医生。医生会帮助您一起分析反应和药物的相关性，并给予后续的观察和处理。

51. 服药后我好像长胖了，抗强迫症药物是不是含有激素？

答：抗强迫症药物不含激素，但是研究和经验发现，很多病友服药后有体重增加的情况。每个人增加程度不一致，也有不增加的病友。原因可能和每个药物影响、个人饮食习惯、疾病等都有关系。所以最好的办法是在治疗强迫症的同时，注意个人饮食和运动，防止体重增加过多。病友也要和医生商议选择适合个人体质的药物。

52. 我很担心，强迫症没治好，倒把身体吃坏了，纠结！

答：这个我们能理解，没人愿意治病反倒把身体搞坏了。但是不得不说，医学科学的发展并不尽如人意，医学还不能确定地保证任何一个人的完全治疗没有任何不良反应。但是也需要说明是，发生严重不良事件的毕竟还是少数，所以医学治疗也是一种博弈和抉择。病友应多和医生一起交流，定期门诊，尊重科学和前人治疗的经验，可以最大限度地避免不良事件的出现。

53. 药物影响性功能怎么办？

答：这是药物的副作用，首先要评估这个影响出现的时间、程度、对病友的实际影响，并作出近期和远期的预测。同时医生会和病友一起商议，具体评估风险和目前治疗的收益，以及可能的改变策略，统一给出方案，包括给予应对的药物、减少治疗药物的剂量、停药或换药等方案。

54. 用药后感觉亢奋是正常的吗？

答：如果用药后病友感觉状态达到了亢奋的程度，那就不正常了，请务必就诊。医生需要评估是否达到躁狂发作，还要评估是否符合双相情感障碍，以及现有的治疗药物是否需要减少剂量，甚至可能会大幅度调整治疗方案。

55. 吃药后，人就会变呆，就像喝醉酒一样，这样就不会有强迫观念了，对吗？

答：不对。强迫症的药物治疗不应该有这样的作用，抗强迫的作用机制也不是让病友变呆。所以如果出现这种情况，请务必去看医生，看是否是相关的药物反应，要及时处理。

56. 试过很多种药物了，没有效果，是不是就没有希望了？

答：这个说法不正确。首先医生需要评估每种药物使用是否适合、是否足量和疗程是否足够，否则不能认定就是没有治疗的效果和希望。

57. 加药速度该怎么去掌握？

答：对于加药速度，一个是看目前医疗的证据和经验，另一个是看医生个人的处方经验和习惯，还有一个是看病友个人体质的耐受。所以只能有个大概的计划去实施，具体的还要因人而异，不会有完全一致的结果。

58. 有的医生一开始就联合用药，对吗？

答：治疗的原则是从单药到联合，一线到二线，依次使用。但是在很特殊的情况，如病情严重、焦虑严重等情况下也可以越级使用，所以具体病友还要和医生商议，要看具体的评估结果和以往的治疗经验。

59. 看说明书说药物会增加自杀风险，我会自杀吗?

答：药物说明书会列出所有在应用药物过程中出现过的或者可能出现的风险，并且按照相关规定标注出来，这是为了给医生、病友参考和使用中注意的。但是每个风险的发生概率不同，所以需要开处方的医生先要去评估和预计可能的风险。最好的方法是病友和医生一起合作应对风险。

60. 怎样就算症状好了呢?

答：症状的好转，一个是从主观感觉上可以自我判定症状的减少和消失；一个是可以客观地观察病友出现的强迫行为的数量减少和时间缩短；一个是用医学上的量表帮助筛查和评估。这些综合起来就可以判定症状是否好转，以及好转的程度。

61. 药物的剂量范围是什么意思?

答：药物在说明书上都有相应的使用剂量范围推荐。这个剂量范围是经过药物试验验证的，在这个剂量范围内使用通常可以提高安全度，并且使用的经验也是最多的和有保证的。

62. 药物超剂量使用是怎么回事?

答：药物一般都要在规定的剂量范围内使用，超过剂量使用一般代表着安全性无法完全保证，所以一般不推荐超剂量使用。但是鉴于某些个体的耐受性良好、疾病难治等情况，医生和病友可以在权衡利弊、积极评估风险的情况下协议特殊的治疗，比如超剂量用药等。但是这个超过剂量也不是随意的，需要有大量的文献作为依据和支持。而医疗的突破也是现实中不可避免的事情，也需要在必要时候创新，但是不是随意而为，并且也需要了解相关法律的事宜。

63. 药物治疗都需要听医生的吗？可以自己选择吗？

答：医生在治疗上永远都是提供建议者，并且这个建议要依据病友的具体病情及医学的证据和经验。最终的选择权利属于病友。病友的选择基于自己对疾病和药物的理解和认识。但是当这个建议和医生的建议相差太多的时候，可能就无法合作下去了。差异不多的时候需要两方共同商议和磨合。

64. 药物治疗的效果除了靠主观感觉还可以靠什么？

答：临床疗效在医院可以根据 Y-BOCS 评估。一般治疗有效的定义是治疗后和治疗前比，Y-BOCS 评分减少 25% ~ 35%，或临床总体印象改善量表（CGI-I）评定为较多改善或改善非常大。治疗痊愈是 Y-BOCS 8 分及以下，或者症状不再满足疾病的诊断标准，功能完整，没有或者较少有焦虑和抑郁症状。

65. 如果是天生对药物很敏感的人怎么用药？

答：如果是天生对药物很敏感的人，还有老年人和儿童，以及特殊体质的病友，需要较低的药物起始剂量和以更加缓慢的加量方法使用药物，并且一定要在医生指导下进行。

66. 被批准用于孩子的药物是什么？

答：FDA 批准可以用于治疗儿童青少年强迫症的药物有：舍曲林（6 岁以上）、氟西汀（8 岁以上）、氟伏沙明（8 岁以上）和氯米帕明（10 岁以上）。CFDA 规定，舍曲林（6 岁以上）、氟伏沙明（除强迫症外不应用于 18 岁以下的青少年）和

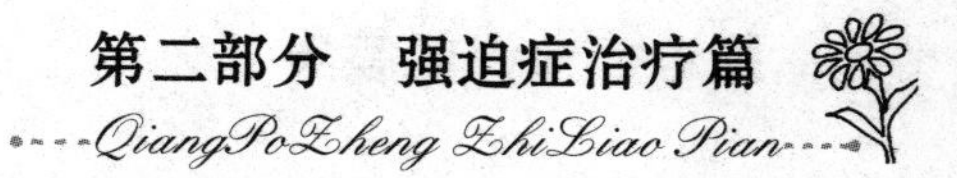

氯米帕明（5岁以下儿童没有相关资料）可以用于儿童强迫症的治疗。但是临床上也有使用其他一些药物的经验，具体需要和就诊医生一起商议。

67. 儿童的药物治疗和成人的有什么不同?

答：儿童的治疗起效时间、剂量、加药速度、治疗持续时间和停药后的可能复发时间都没有更进一步的临床试验证据，目前主要是基于成人试验和临床经验使用。

二、心理治疗

1. 心理治疗用哪一种方式最佳?

答：心理治疗有很多种类，每种都有各自的优势，在治疗中也都各有特色，所以很难简单地说哪个治疗方式是最佳的。如果非要选出最佳，那就是一般对于强迫症，认知行为治疗和森田疗法是比较通俗易懂并且起效较快的治疗；还有一个最佳是由个人接受能力决定的，病友更愿意接受哪个医生的方法和医生本人，哪种治疗成功的可能性也就更大。

2. 现在心理治疗方法太多了，而且每一种都那么复杂，该怎么办?

答：心理治疗是比较复杂的，所以一般需要专业的心理从业人员去指导病友如何治疗。作为接受治疗的人，更重要的是和医生合作，而不是自己需要了解和掌握多少理论和知识以及原理，所以治疗的复杂性其实不需要病友去考虑，病友只需要理解心理的工作是在做什么，和医生一起工作就好了。

3. 强迫症比较常用的心理治疗方法有哪些？

答：很多心理治疗方法都可以用于强迫症，如个人或团体的认知行为疗法、精神动力学治疗、家庭治疗、森田疗法、行为治疗、内观疗法等。

4. 有没有一种最适合我的心理治疗方法？

答：心理治疗的方法很多，最适合您的一定要靠您的治疗经历、本人的理解和可接受性去选择。医生一般会对治疗有些初步的介绍和前期的治疗，如果您感觉在这个过程磨合得不好，就可以考虑换个医生和治疗方法。但是比较忌讳频繁更换，因为这样的心理治疗可能总是停留在开始阶段。

5. 为什么不同的心理治疗方法都可以治疗强迫症？

答：心理治疗方法实际上是殊途同归的，最终的目的都是改善疾病，促进人格的成长。所以所有的心理治疗都会对心理疾病有帮助。但是不同心理治疗方法的开启点和着手点是不一样的，所以要根据每个人的个体情况去选择。

6. 强迫症延续这些痛苦症状的心理机制是什么？

答：心理机制仍在研究和讨论中。目前比较认可的是，强迫症病友遇到很多困难时，一旦注意力集中在一些强迫症状上，就可以表面上避免无意识产生不愉快的想法，阻止形成精神痛苦，把精力重心集中在另一个烦扰程度轻的思维上。也有些学者认为越是对强迫症状有恐惧心理，就越会企图去对抗强迫症状，而就是因为这种对抗，反而强化了强迫症状不断地恶性循环。

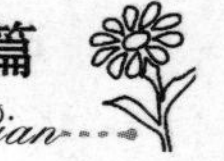

7. 认知心理学对强迫症的心理机制的解释是怎样的?

答：强迫症病友有过高的责任感和自我的过高要求，会认为自己应该很好地控制所有的想法和行为。所以当一些风险出现时候，病友会感觉到这些想法的威胁性，于是病友觉得必须采取具体的或象征性的行为来中和这些想法或想象，以便预防和排除这种威胁或危险。由此产生的一系列仪式行为和回避都有类似的意义。并且这类行为不断强化，最后形成持久的强迫症状。引起焦虑的强迫观念和减轻焦虑的强迫行为及思维仪式之间的恶性循环，形成了强迫症患者的自我冲突斗争的症状。

8. 强迫症的恶性循环是怎么回事?

答：强迫症状持续存在的原因是因为内部有个恶性循环。一般强迫症状的出现和存在有如下的规律：事件诱因——强迫观念——不安和焦虑情绪——强迫行为——焦虑缓解——下次事件出现（再次开始新的循环)。这其中最主要的动力就是焦虑。

9. 认知心理学是如何转换强迫症状认知的?

答：认知心理学有一整套的认知改变策略，这里只是举些例子来阐述。比如病友会认为“我相信我担心的强迫问题是正确的”，需要不断修改认知到“我的强迫思维夸张而不现实”。比如“强迫行为是我缓解不安的唯一办法，不做不行”到“我还有其他办法减轻我的不安”。比如“我必须消除强迫想法”到“我可以和强迫思维共存”。这些观念和认知的转变是改变强迫症状的必要的方法。

10. 合理情绪法是怎么理解强迫的?

答:心理学家埃利斯(Ellis)的合理情绪疗法(rational emotive therapy,RET)的核心理论是ABC理论。A代表诱发事件(activating events);B代表信念(beliefs);C代表结果(consequences)。埃利斯认为,人的心理问题不是由于情绪的困恼,而是由于不正确的信念造成的,强迫症状也是如此。比如强迫洗涤的病友X是感觉任何环境、物体可能被“污染”了;病友Y是如果我触碰它,我将被污染;病友Z是如果我不清洗,我或其他人将会被污染,然后会变得不安全,所以出现洗手的行为。

11. 行为治疗是怎样的过程?

答:行为治疗通常通过暴露、想象练习、行为阻止和习惯化4个过程来完成。这样以达到对强迫行为的控制,但是需要反复的训练和强化来帮助完成。比如强迫洗手的病友,第一步,暴露,病友处于可能会引起焦虑和痛苦的恐惧物体或环境下,保持很长的一段时间,例如真正地接触污染物。第二步,想象,通过想象自己在一个恐惧的环境中,或者想象令人害怕的结果出现,比如没有洗手就会觉得到处都非常脏,甚至引发疾病。第三步,行为阻止,抑制仪式行为,坚决不去洗手或者进行任何形式的清洗。第四步,习惯化,通过长时间或者重复地将自己暴露在恐惧的物体或环境中,减轻恐惧,习惯于不洗手也可以呆在恐惧的环境中。请注意,行为疗法需要专业医生的评估和操作。

12. 顿悟怎么发生不到我的头上?

答:顿悟是一个治疗的节点,那一刻好像突然知道了疾病

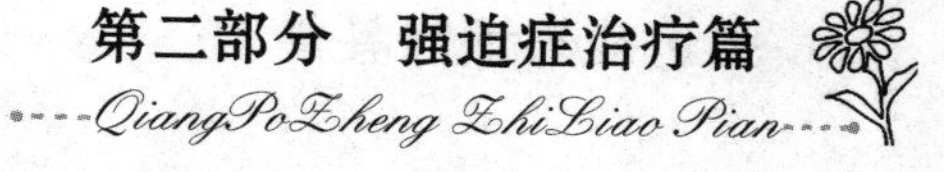

治疗的真谛和如何应对，相信这是所有病友都希望马上获得，或者希望医生能够直接给予的。但是顿悟并不是能够即刻给予的，是需要在治疗的过程中不断地积累治疗的经验和知识，最终达到一定的程度后才会顿悟。所以病友们不要着急，要坚持治疗才是顿悟的基础，盲目地追求顿悟的方法是不切合实际的。

13. 我想知道真正的领悟和掌握是怎么做到的呢?

答：心理治疗是个循序渐进的过程。因为心理治疗首先是个理解和共情的过程，所以真正的领悟和掌握要从理解疾病开始，而仅仅理解疾病是不够的。强迫症通常表现为很容易让病友陷入一种思维的纠结和矛盾，所以行动起来才是最后真正的理解和掌握。病友是在每天生活的过程中，不断地行动和领悟治疗的真谛的。

14. 治疗疾病的信念是不是比药物更重要?

答：对疾病的理解影响着疾病的治疗，尤其强迫症本身是个和心理有非常密切关系的疾病，所以对疾病的理解和信念当然很重要。很多的心理问题和治疗都和对疾病的认识有关，心理治疗中认知疗法也是以调整认知为基础的治疗。所以治疗疾病的正确信念在某种程度上和药物同样重要，毕竟药物也要通过身体才能起效果，身体和心理之间是互相影响的，所以两者同样重要。

15. 强迫症治疗的最终目的是什么?

答：很多人认为强迫症的治疗目的是消除症状，当然这是个基本目的，否则我们治病做什么。但是强迫症状从哪儿来，当然是和心理有关。并且强迫症是一个和心理状况关系十分密切的疾病，目前医疗的措施尚达不到一次性地完全解决问题，也不能保证日后再也不会面临相似的状况。我们的最终目的是症状不再出现，或者即使再出现，我们完全能够自然地应对。那能做到此处的，当然是完善自我的性格，了解疾病的应对方式。

16. 强迫动作已经两三年了，治疗后情绪平稳，但是动作还是会无缘无故地出现，该怎么办?

答：如果情绪与症状都达到稳定，而强迫动作依旧出现，需要考虑是否强迫动作已经成为了习惯的一部分，而没有太多有意识的环节参与，这时应该尝试和医生探讨，从改变习惯的角度去改善强迫动作。

17. 怎样找到适合的心理医生?

答：理想的心理医生应该是负责、认真、为人热情、具有高超的治疗技术、丰富的治疗经验，并且能比较容易地预约到。但是这样的心理医生肯定不会特别广泛地存在，毕竟心理医生的数量远远不足。适合的心理医生首先是对病者有很大的关注，拥有治疗的经验，能得到预约，并且在治疗中双方都会合作很好的。所以找不到最好的心理医生也很正常，但找到适合的心理医生也许并不难。

18. 做了几次心理治疗，感觉没有帮助是怎么回事?

答：心理治疗是个循序渐进的过程，治疗的长远目的是改善性格，近期目的是改变对症状产生的情绪。而心理治疗因为有治疗师和就诊的病友双方，所以也涉及两人的共同合作。所

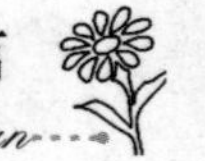

以感觉没有帮助有可能是时间不够、双方合作不好、治疗师经验不足、病友自我投入不够等诸多因素造成的。病友可以尝试先和心理医生探讨一下解决方案。

19. 害怕吃药，就只做心理治疗行不行?

答：没有绝对不成功的方法，也没有哪个绝对成功的方法。强迫症是个心理和生理兼有的疾病，所以哪个方法都有意义。问题是人生有限，疾病的程度各不相同，每个人的条件不同，所以病友要结合自己的状态和情况决定，医生会根据病友的病情给予相应的建议，综合起来一起选择。

20. 心理治疗该进行多少次?

答：心理治疗因治疗的理论和方式不同，以及病友的状态不同，次数的限定是不太一样的，所以次数不是绝对化的指标。但是一般治疗希望病友在每次都会有收获，并且治疗是循序渐进的，累积起来收获会更多。心理治疗是个长期的过程，最好不要因为一次无效而轻言放弃，无效也可能是自我的理解和悟性还没有达到理解治疗的收益。

21. 心理治疗会教我怎么控制强迫吗?

答：心理治疗的含义非常广泛，一般要看治疗的理论和方法是什么。方法，医生会给予部分，但是更多的是首先学会对症状的理解，以及应对的方向和策略，并且每个治疗的安排不同，所以病友可以和医生一起讨论进行。

22. 怎样从心理的角度去理解强迫症状?

答：强迫症状看似各种各样，但是核心相同，那就是担心和恐惧。所以强迫症属于神经症的范畴，并且是焦虑类的疾病。担心和恐惧背后会有更为深层次的心理内容，可能是冲突、压力、欲望、完美等很多东西。所以强迫症状只是这些背后问题的“代言人”而已。不要被“代言人”的假象所迷惑，更多要解决的还是背后的心理问题。

23. 怎样更好地从心理角度去应对强迫症状?

答：应对强迫症状首先是接受这些症状的存在，但是不要过于抗争和克制。极度抵抗好比是场硬碰硬的战斗，通常会两败俱伤，或者最终是强迫症状获胜。而和强迫症状的斗争要懂得避开和转移，让自己的力量不要在直接的战斗中损耗，而是在其他方面获得战果，无形中这个战果也就消除了强迫症状。

24. 强迫症状背后的心理问题如何解决?

答：强迫症状背后的心理问题是强迫症状的源头，这就好像是抵御洪水一样，堵是暂时的，最终源头的疏泄是最重要的。心理治疗的重点就是要解决背后的心理问题。所以在应对强迫症状的同时，病友应积极地处理后面的心理问题。

25. 脑子里面的强迫症状背后是什么?

答：举个例子给大家了解一下脑中杂念背后的可能的心理冲突。曾经有一个学生在上课时，脑子里突然出现了一个念头——我要把老师杀了。这个念头使他非常害怕，他觉得自己不应该出现这样的念头，所以就不停地想为什么自己会出现这样的想法，因此这一念头形成了强迫症状。事后分析这个强迫症状，这个学生之所以会出现这个念头，是因为这个老师对学习要求非常严格，而学生本人是很要求完美的孩子，所以产生了学习的压力。这个念头其实是这个学生的潜意识对压力的一种发泄。

26. 道理和理论都懂了一些，但是具体该怎么应用于自身呢？

答：强迫症的病友就是道理懂得多，但是绕不开思想的圈子，所以真正应用于自身不是理论的理解，而是行动。靠行动和整个生活的调整来带动对强迫症状的理解和应对。

27. 想让孩子做暴露训练，但是孩子坚决不肯怎么办？

答：每个心理治疗都要有自愿作为前提，这样效果才是最好的。尤其行为训练的方式最好也要征得病友的同意。暴露疗法需要病友直接面对症状的刺激和痛苦，所以尤其需要医生和病友一起事先做好评估和心理准备，不能贸然实施。

28. 什么是森田疗法？

答：森田疗法是由日本人森田正马创立的一种心理治疗的方法。这种心理治疗的方法倡导的是：顺其自然，重在行动，建议用行动去改变精神类的症状和人生的苦恼。“顺其自然，重在行动”是这一理论最核心的内容。森田疗法在1920年至1950年创立，1980年引进到中国。这个理论和我国的道家思想很相似。

29. 新森田疗法是怎么回事？

答：从创立至今，森田疗法有了很多方面的改良，新森田疗法就是改变了一些不容易操作的部分。比如：“绝对卧床期”就是森田疗法的一种操作理论，这一期强调的是什么都不做，躺上7天左右的时间，除了个人的饮食、如厕和个人卫生清洁以外，其他事情不允许做。此期的目的是静卧思考自己的症状，达到一个极致的突破，并且醒悟人生的意义是什么。而新森田疗法是没有这个绝对卧床期的，直接跨入行动这个阶段。

30. 森田疗法运用的技巧主要有哪些?

答：森田疗法运用的关键技巧是调整自我的认知，接纳不良情绪和症状，积极地行动和改变，即要学习症状形成的原因，并无条件接纳症状和痛苦，树立信心和勇气，树立生活目标，在有意义的行动中，使症状的“表达”失去意义，达到自我的康复。

31. 什么样的人适合学习森田疗法?

答：森田疗法因为理论体系贴近道家的思想，所以比精神分析、行为疗法、认知疗法等其他疗法更适合中国国情，并且森田疗法简单易学，并无特别的要求。如果是有一定的文化素养、有较好的忍耐力、善于思考并愿意和别人交流、能忍受痛苦、积极行动的人，效果会更好。对那些急于求成、想速成治疗的人，可能没有太大的作用。

32. 森田疗法的“顺其自然”是什么意思?

答：森田疗法中的“自然”指的是出现的情绪和症状，顺其自然指的是不在乎出现的情绪和症状，要着眼于自己的目的去做应该做的事情。对待不安应“既来之，则安之”，对情绪要顺其自然，仍然去做应该做的事情；而不是，如果出现了不安就听凭这种不安去支配行动，随波逐流。

33. 森田疗法的“不问过去”是什么意思?

答：不问过去就是不要过于思虑和责备过去如何，要积极地重视和面对目前的现实生活。通过现实生活获得体验性认识，重新修炼自己。

34. 森田疗法如何对待出现的症状?

答：接受症状的出现和存在，不和症状做斗争，将注意力转移到目前现实生活中需要积极做的事情，忽略症状。

35. 森田疗法的“不问情绪”是什么意思?

答：森田疗法强调症状只不过是情绪变化的一种表现，而神经症的症状只不过是由于情绪变化而把正常心身状态的变化视为病态而已。森田疗法认为人的情绪不可能由自己的力量左右，而行动则可以由自己的意志所支配，所以森田疗法强调通过行动来促使情绪恢复。

36. 森田疗法是否需要特殊的环境和条件?

答：森田疗法倡导强迫症病友在现实生活中接受治疗，所以森田疗法不需要特殊的设施，一般病友都在现实生活中治疗。森田疗法一方面争取让病友作为正常人过普通人的生活；一方面给他们以生活指导似的治疗，通过现实生活中的活动，让病友从症状中摆脱出来。

37. 怎么理解森田疗法的“重在行动”?

答：森田疗法的精髓是“重在行动”。森田疗法认为，病友有很多痛苦的思维、痛苦的行为，只是认识症状、听讲座和理论，那么强迫思维和行为还会继续，不会有任何改变，并且随着时间的推移还会形成一种固定下来的解决问题的病态模式。所以病友必须通过行动，带着症状继续做自己应该做的事情，转移注意力，重新建立关注点。

38. 森田疗法就是让病友接受症状，那该有多难受啊！

答：“重在行动”是森田疗法最核心的理论。森田疗法谈的接受症状并不是只接受症状。如果只是接受症状病友会很痛苦，因为那只是单纯地忍受而已。森田疗法说的是接受症状、带着症状、伴随症状，更重要的是病友要让自己忙碌起来，做好自己应该做的事情，行动起来。强迫症状是说不完和想不完的。治疗的目的不是让病友满意，不是让病友的症状消失，更不是让他满足于用强迫症状来消除内心焦虑。所以，病友要接受症状，重在行动。当你把重心落到行动上以后，你就会渐渐发现你的关注点变了，你的症状也不知不觉地减轻了。当然，这是一个艰苦的过程，并不是听医生讲一次课，所有的问题就都解决了。治疗是个长期的过程。

39. 实施森田疗法中该多做些什么事情?

答：森田疗法中该做的事情很多，包括自己实践、认知自己的情绪、识别症状、了解自己的性格、学习控制行为。内容可以是增加一些需要动手的工作，坚持良好的作息时间，边实践边阅读森田疗法书籍，参与和病友等外界的讨论。

40. 森田疗法如何阐述强迫症的机制?

答：机制可以用一个公式来表示：发病 = 疑病素质（森田神经质）+ 偶发事件 + 精神交互作用。强迫症的病友本身有担心疾病的素质，在一次偶然事件中会因错误的认识而对本来正

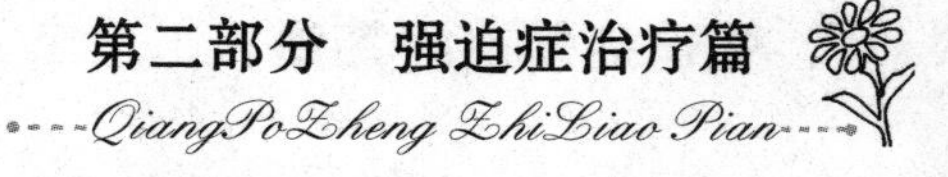

常的心理、生理现象引起注意，之后通过精神交互作用，注意固着在这些心理、生理现象上，导致了反常的苦恼等症状。

41. 强迫症的歪曲认知是什么?

答：强迫症的歪曲认知是一个固化的、歪曲的思维模式，通过这种固化的思维模式进行推理判断，于是病友便陷入一个病态的循环模式当中，就会越想越想不明白，越想不明白就越想想明白，如此无限制地循环下去，非常痛苦。这种歪曲的认知方式，可能会暂时缓解病友的紧张与焦虑，但是不会最终解决问题，而且会使症状泛化，令病友无法摆脱。这种歪曲的认知会给出看似合理的道理。

42. 症状一直存在，怎么带着症状去做事情?

答：症状在没有完全治疗好之前，肯定是会存在的，并且症状也不会因为治疗一开始，就马上消失。这个过程是需要时间的。但这是一个过程，是一个有计划的过程。例如，假如某病友原来每天洗 10 次手，那现在可以洗 8 次或 7 次，这就是进步，就是在好转。症状的存在和痛苦都是必然的，如果不痛苦的话，就不是强迫症了。所以病友需要在做事情的时候慢慢地去体悟全身心投入的感觉，在不知不觉中症状自然就会淡化，甚至会消失。

43. 强迫症的治疗可以在 2 周内好转吗?

答：强迫症是神经症的一种，病程都是比较长的，治疗起来要有一个过程，并不是在几天到几个星期之内就会痊愈的。让症状出现逐步好转是医生和病友共同努力的目标。

44. 如何认识强迫症的治疗过程?

答：强迫症的治疗需要一个过程，相对治疗时间比较长。所以，不要期待听几次课、吃几片药就能马上解决。因为强迫症的固化思维和行为模式并非是一朝一夕形成的，并且每个人的症状都不一样，每个人的性格也不同，起病的方式和治疗的资源都不同，所以没有一个模式化的治疗过程，每一个人的治疗过程都会不一样。

45. 病友需要停止工作和学习去参加心理治疗吗?

答：假如病友能够坚持工作，就带着症状去工作；假如不能坚持工作，症状对自己的影响比较大，那就可以暂时停止工作，不必要勉强自己。如果有充裕的时间也可以系统地住院治疗。只要能获得稳定的治疗效果，哪种形式都可以。所以治疗要根据个人的生活条件和治疗医院的条件而综合决定。

46. 怎么理解坚持行动的重要性?

答：行动是一个帮助病友慢慢地把注意力转移的过程，所以行动非常重要。病友可以做一些自己感兴趣的事情，一定要做一些具体的事情。在做事情的时候，病友不要想症状，也不要急于求成。这是一个慢慢淡化的过程，慢慢地转移自己的注意力。病友做事情的效率可能不高，这是正常的，贵在坚持，坚持行动起来，这才是最重要的。在这个过程中病友一定会伴有痛苦不安、焦虑紧张，但是时间长了就会淡化、消失了。

47. 坚持行动的过程实在太焦虑了，过不去，怎么办?

答：如果说这种紧张不安和焦虑痛苦自己实在是难以应付，

那么就需要药物的介入来辅助治疗。

48. 坚持追求完美有错吗?

答：这是一个关于性格方面的问题，性格本身并无好坏、对错之分，每一种性格都有自己的优点和缺点，关键在于我们每个人是否能够接纳我们自己的性格、接纳自己，能够接纳就是正常的表现，“追求完美”没有错，千万不要“强求完美”，尤其当完美成为阻碍的时候，就更不可以去追求了。

49. 精神交互作用可以靠意志来消除吗?

答：病友意志不坚强时容易过分地关注自己，把正常的现象也当作病态来看待，有点草木皆兵的感觉。但是即使病友意志很坚强，我们也不建议用意志去克服，行动是最好的转移办法。

50. 行为疗法适合用于强迫症吗?

答：行为疗法适用于各种强迫动作和强迫性仪式行为，也可用于强迫观念。系统脱敏疗法可逐渐减少病友重复行为的次数和时间，如在治疗一名强迫性洗手病友时，要求他，第 1 周每次洗手不超过 20 分钟，每天不超过 5 次；第 2 周每次不超过 15 分钟，每天不超过 3 次；以后依次递减。第 6 周时，病友已能正常洗涤了，每次递减洗手时间，起初病友均有焦虑不安的表现，除了教会病友全身放松的技术外，还可以配用苯二氮䓬类药物帮助其减轻焦虑。

51. 森田疗法注重理论的领悟吗?

答：森田疗法注重行动，注重让病友在亲身体验中领悟，而不是单纯在理论上领悟。毅力要用在控制自我的行为上，要忍受一切身心的不适感投入日常的行动中，千万不能有等症状消失后再去行动的想法。

52. 有的治疗说要顺应症状，不抵抗；有的治疗说要在症状出现的时候就立刻控制，到底该如何？

答：具体要看症状的强度，一般在症状比较轻时，可以立即控制的就立即控制，之后转移到其他行动中；但是当症状不是那么容易控制时，就要顺应症状，不过分抵抗，在顺应的条件下转入积极的行动中去。

53. 为什么不主张克制症状呢？

答：症状一旦发作起来，克制就很困难了，很有可能越克制，越深陷其中。所以此时应该放弃克制抵抗，要带着症状所带来的痛苦和焦虑去做事，因为你不可能一边抵抗症状一边做事。强迫症病友的情况各不相同，不论是症状、性格还是环境，所以，对强迫症症状，能克制就克制，不能克制就放弃，如果你有克制成功的经验，可以继续采用，这将给你增添信心。这里的关键是，克制而不焦虑，因为你已经做好了克制失败和症状反复的充分准备。克制也好，放弃也好，应因人、因地、因症状而异，这也是一种自然，不拘泥于某种疗法，更不拘泥于某种疗法中的某些词句。

54. 森田疗法是一种人生哲学吗？

答：森田疗法可以说是一种人生哲学，贯穿到生活的方方面面。如果能把强迫症当作人生中的一个插曲，那么治疗效果会更好。生活中有太多的事情等待我们去做，不要期望做得多

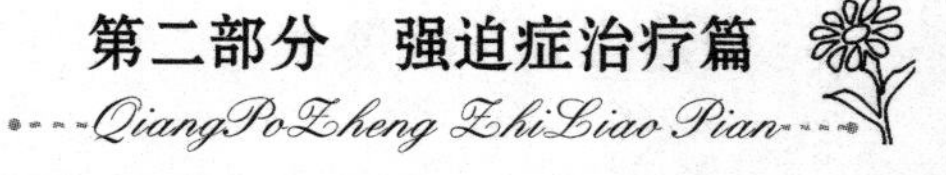

么好，多么成功，在永不停歇的行动中，你将会发现你的疑病素质在悄悄地发生改变，你不仅从强迫症状中解脱出来了，而且将获得超脱和自在。

55. 顺其自然痛苦，不顺其自然也是痛苦，该怎么办？

答：治疗疾病总是痛苦的，而且治疗心理疾病如同自己在给自己疗伤，更痛苦。强迫症是让病友如此纠结的疾病，治疗也不是很轻而易举的事情。顺其自然是生活的大方向，向着这个大方向走，生活总是不会有大的问题的。而如选择了错误的方向，则可以想象最终导致的结局。所以既然左右都是痛苦，至少选择一个正确的大方向，因为痛苦总是会过去，而过了这个痛苦之后就好了。

56. 服药加心理治疗症状好了很多，这到底是谁的作用呢？

答：药物和心理治疗一起进行，是目前治疗的最好方式。一般药物通常在初期可以最快速地消除焦虑和强迫，改善症状很明显，但是逐渐地会进入一个平台期，这时候效果就不那么显著了；而心理治疗的初期作用是让病友了解这个疾病，改善因预期过高而导致效果不好的情况，而后期作用则是让病友更加了解和熟悉疾病，掌握更多的心理机制来帮助疾病的恢复。所以我们相信两者都有作用，谁高谁低就因人而异了。

57. 我理解“顺其自然”了，但是心理还是排斥强迫，这样行吗？

答：心理排斥强迫是很正常的心理现象，毕竟人得了疾病之后总会有排斥的情况。“顺其自然”也是一种心态和行动的方向，这个达成不是一蹴而就的，是一个过程。所以我们并不反对大家排斥，重要的是坚持下去，一点点行动下去，相信就会有收获。

58. 森田治疗是“顺其自然，为所当为”，那么强迫症病友应该“为”些什么？

答：“为”指的是行动，做该做的事情和能做的事情。用行动来引导自己的生活方向和目标。很多病友说，“我强迫了，没有办法做事情”，其实大部分病友还是可以做很多事情的，比如娱乐、休闲、运动、简单的其他工作等。

59. 自己看书和找心理医生有多大区别？

答：心理医生是受过专业训练的，在治疗中走弯路的机会会很少；而自己看书有领悟多和少，以及会出现偏差的情况。所以我们建议在条件允许的情况下，病友应积极地找心理医生去治疗，再辅以自己看书调整。

60. 心理咨询的频率如何把握？

答：要看病情而定，一般最好 1 ~ 2 周一次，但是病情严重者可以合并使用药物，也可以增加频率，而康复期如果症状平稳，可以在有疑惑的时候再去咨询。

61. 坚持看森田疗法和各种心理治疗的书籍，就一定会好吗？

答：坚持看书帮助调整是个好事情，但是也要看病友对书里面内容的真正领悟有多少，并且真正的好也是需要通过行动

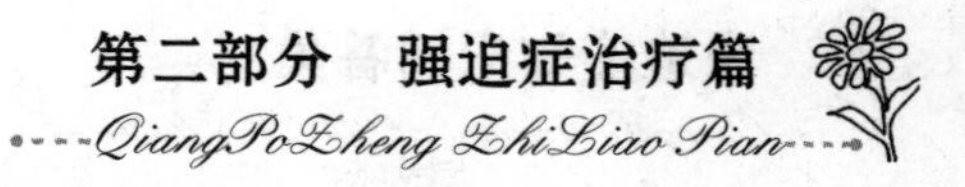

来做到的，不是仅仅通过看书就可以达到的。把书籍作为一个“领路人”，自己积极地行动，听取专业的建议才是最好的。

62. 该做什么样的行动呢?

答：从力所能及的事情（如洗碗、做家务），到对自己身体的维护（如锻炼），再到对自己的工作和人生的追求（如工作和学习），这些全都是该做的行动。

63. 通过两次心理治疗我已经把我想说的都说完了，还用继续治疗吗?

答：心理治疗并不是单纯说出想说的东西，而是和医生一起去挖掘疾病的根源和寻找一起应对的方式，也包括对自我人格的提升。所以说出想说的，也只是心理治疗的第一步，还需要加油啊！

64. 我怎么感觉心理治疗又贵，又说不到点儿上?

答：公立医院的心理治疗价格不贵，私立医院的相对贵 一些。说不说到点儿上，这一般要看个人的心理基础。医生的水平和病友个人对心理治疗的期待都会对治疗有影响。心理治疗是个慢过程，建议病友不要太着急。

三、自我调整

1. 强迫症发病期间是否一定要休息?

答：是否休息不是简单地看发病与否，主要是要看发病当时的症状特点、程度和对生活的影响。比如：强迫症状产生非常大的情绪反应从而干扰了生活，就需要休息；有的强迫症状有对自身和他人造成危险和伤害的可能，就需要去住院；有的强迫症病友则不适合休息，因为会发生因空闲时间而症状加重的情况。

2. 强迫症容易波动，我们能做些什么?

答：强迫症的强迫症状可以时轻时重，主要受各种心理因素的影响。当病友心情欠佳、疲劳或体弱多病时，强迫症状加重，女性病友在月经期间，强迫症状可以加重；而在病友心情愉快、精力旺盛、工作或学习时，强迫症状也可以相应减轻。所以，病友的强迫症状并不是一成不变的，随病友的整体状态而呈现波动。这个特点也给我们的治疗带来很大的帮助，调节个人的生活状态可以帮助消除疾病。疾病程度比较轻的病友可以加大这方面的调节力度以获得疾病的改善，而疾病程度比较重的病友，可以在调节药物治疗之外，进行积极的个人心理状态的调节，以增加疾病的治疗效果。

3. 怎样正视焦虑，与焦虑和平共处?

答：强迫与焦虑就像一对孪生兄弟，有强迫就一定有焦虑，只不过是程度的差异而已。而焦虑的产生和欲望、期待有关系。因为有想成功的预期，才会对失败产生焦虑；有生的预期，所以才会有死的焦虑；有想得到尊重和好评的预期，才会有对在人前表现不好的焦虑。只要我们活着就会有预期，就会有焦虑。所以要积极地接受和面对焦虑，看到焦虑的正能量是在帮助我们认识自己和修正错误，逐渐向预期靠拢。病友应接纳焦虑，顺应焦虑的自然规律，带着焦虑去面对强迫症状，面对生活。

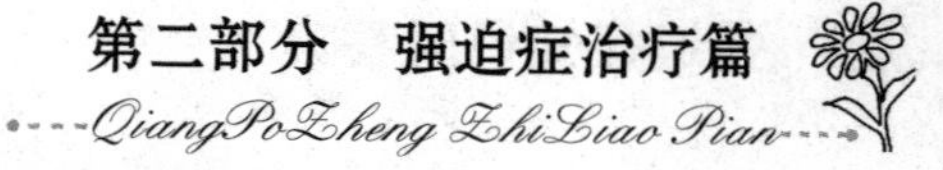

4. 强迫症病友之间有什么共同的特点？

答：强迫症病友虽然有各种类型的表现、病情变化、各自的心理因素特点，但是既然都是强迫症这个疾病，总是有很多共同的特点存在的。比如个性上追求完美，发病前可能都有各类社会生活的事件诱因，看待问题总是有很多“万一如何”的担心，相类似的强迫症状等。这些也都是与强迫症的发病相关的原因。

5. 强迫症的性格共性有哪些？

答：非常爱干净、个性顺从、办事认真、时间观念较强、遵守纪律和制度、遇事过于谨慎、优柔寡断、事后后悔、对自己要求过分严格、十分在意别人对自己的看法、主观、任性、急躁、好胜、自制能力差、胆小怕事、怕犯错误、对自己的能力缺乏信心、总希望达到尽善尽美。这些都是强迫症的性格共性。

6. 性格能否改变？

答：性格中有比较固定的特点部分，很难改变，但是性格中也有很多社会化的部分是可以改变的。所以积极改善自己的性格是非常重要的。

7. 如何改变性格？

答：性格的改变一般要通过心理治疗来一点点完成，这中间包括要认识和了解自己，也包括要积极行动改变自己，而现实生活中要靠积极的行动来转变性格。

8. 什么容易成为强迫症的诱因事件？

答：大部分强迫症病友的发病原因、复发或加重诱因与本人的生活经历有关。大部分病友能找到在他们的症状出现或加剧前所发生的事件，如父母离异、家庭矛盾、工作变动、事业或学业的挫折、人际矛盾、突发疾病、周围人的疾病和故去的影响等。

9. 如何看待病友最爱说的话——“万一……”

答：有好多病友都说他知道自己的担心可能性很小，但是万一发生了就会如何如何。例如，有一位病友说：“我也知道洗不干净手会因为手上带的病菌而生病的可能性很小，可是万一要是洗不干净的话，传给孩子怎么办，或者会……”我们会发现说了这么多，病友关注的都是“万一”，那么这个“万一”的可能性有多大呢？如果这个“万一”的可能性很小的话，我们在日常生活中就可以忽略不计了，如果我们过于关注“万一”，就会制约我们的行为。

10. 如何看待病友最爱说的话——“我想，我担心，我认为……”

答：仔细听听强迫症病友的描述，会发现很多的开头语都是，“我想，我担心，我认为……”多数病友最后都会认为这个问题是我想出来的，所以我必须想明白了才行，或者想出办法来才行。其实，有些问题是想不明白的，你常常会想完一个，接着再想另一个，无穷尽地想下去。例如，有一位病友说：“如果我把病菌传给孩子，孩子要上幼儿园再传给别的孩子……那怎么得了呀！”这些都是病友自己的推论和想法。

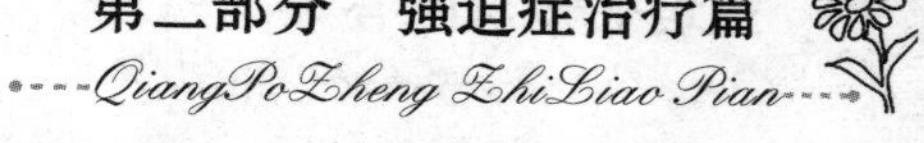

11. 除了强迫症状之外，身体还有很多的不舒服是怎么回事？

答：强迫症作为生活中比较常见的一种精神障碍，疾病本身令人痛苦不堪，它引发病友的焦虑情绪，会加重病友的痛苦，甚至焦虑情绪引发的痛苦程度会超过强迫症本身引起的痛苦。以至于病友担心的重点或想摆脱的重点变成了焦虑，而非强迫症本身了。严重的焦虑情绪是一种令人不愉快的紧张状态，是一种对人有害的心理状态，它会妨碍人们去应对、处理面前的危机，严重的情况下会让人什么都干不了，正常生活不能顺利进行。强迫症病友出现的焦虑情绪以及焦虑程度取决于强迫症状的性质和强度、对抗焦虑的措施、原有的心理基础的稳定性等。为了抵抗强迫引起的焦虑，大部分病友往往会采取一些行为或仪式，这些做法并不能永久地避免焦虑情绪的出现，所以只能暂时缓解焦虑，过不了多久病友必须再次实施那些减轻焦虑情绪的做法，这类做法不断被强化，形成恶性循环，痛苦和焦虑情绪也就随之变得更加严重。焦虑情绪会让强迫症病友出现生物学症状，这些生物学症状可按系统分类，包括呼吸系统、循环系统、消化系统、自主神经系统等，但是并不是每一位病友都会同时出现所有系统的异常表现。全身紧张不能放松、眉头紧皱、唉声叹气、胃部不适、没有食欲、心慌、坐卧不宁、晕眩、呼吸急促、心率过快、睡眠质量差等都是一些比较常见的表现。

12. 症状让自己焦躁、烦恼、易怒怎么办？

答：我们不难看出，这里面的焦躁、烦恼、易怒都是因为症状引起来的。首先，要积极地治疗强迫症，只有强迫症消失了，才能消除掉这些附属的烦恼。其次，怎么样对待这种情绪反应是主要的。你越讨厌它，它就有可能越要跟着你，就像把一个皮球放到地面上，当你越用力去打它，它就会跳得越高，反而当你轻轻地打它，它却跳不起来了。所以，我们必须接纳这种情绪反应。最后，我们可能管理不了我们的情绪，但是我们能管理我们自己的行为。我们越关注症状，就会越焦躁、烦恼、易怒，有意义的行动就会越少，如此循环往返，无休止也；可是，如果我们行动起来的话，我们就不会那么关注症状了，情绪反应自然就渐渐地烟消云散了。

13. 遇到各种事情都怀疑，包括是否得病，该怎么走出这个圈子?

答：这本身就是强迫症状的一种表现，总是怀疑。所以在没有消掉这个症状之前，首先我们要接受这个现实，接受你的症状，带着你的症状去做该做的事情。有一位病友说："我要出差，差一个小时该出门了，出门后就想水管是否关上了，反复检查，最后火车没有赶上，心情很差。并且看到什么就怀疑什么。""我现在认可这种东西，坚持工作、坚持学习，成为我的主要目标，虽然表面上看来是迎难而上，但是我真正地理解了抓住主要的工作和事情去做，当然不舒服是必然的，但是每天也都过来了，而且我渐渐地发现，症状不像开始那样纠缠了，回头想一想，正常的人也不会天天都好受呀！"从上面这位病友的话中我们看到的正是"接纳症状，为所当为"。所以我们没有必要过多地怀疑和研究，应该从现在做起，从现实做起。

14. 面对压力如何调整自己?

答：实际上我们每个人每天都要面临各种各样的压力。我们应该一分为二来看，压力有的时候是我们前进的动力，在一定的压力下我们会做出一些成绩，取得意想不到的成绩，但是当压力过了头就会出现问题，甚至影响我们的健康，抑或得其他疾病。所以我们应该正视压力，不要想得太多。“重在行动”的道理对我们很实用，做自己应该做的工作，不要太在意别人的想法，自己努力了，成功与否不仅取决于我们个人的努力，也有很多我们不清楚的因素在干扰，不要过于苛求。在这里有3点建议送给大家：顺其自然，不对抗，不逃避；重在行动，为所当为，不要闲着；持之以恒。

15. 怎样真正找到行动的目标?

答：曾经有位病友给我讲了这样一件事，他说：“我有一次正在洗手，此时煤气上烧的水已经开了，我赶紧跑过去关了煤气，洗手也就不自觉地中断了，从这件事情中，我得到了启示，一件有意义的事情可以打断这个行为，可能这就是怎么达到顺其自然的。”我觉得这位病友讲的是一种对行动的理解，当你的心中有一个更有意义的或更重要的事情等你去完成的时候，这个行动也就会优先去做，所以我们不难看出，重要的是如何安排自己的下一个行动，而不能靠偶然的或突发的事情来改变自己的行动，而这个更有意义的或更重要的行动就是我们常说的积极的行动和目标。尽管你当时非常痛苦，可是那个更有意义的、更重要的事情才是你真正要做的，只要这个目标、这个行动你用心做了，那么痛苦也是值得的。执行自己真正要做的事情，也就确立了自己真正的行动目标，打断了“精神交互作用”。所以，我们不难看出，真正的目标不是千篇一律的，是具有个体化特点的，要从自己的众多行动中寻找必要的目标。

16. 怎么平衡自己?

病友:“我自己内心的平衡能力特别差，无论是外界的还是内心的，有一点风吹草动，我就特别容易情绪波动，一情绪波动我的强迫也会加重，所以我的强迫也变来变去的。我一直在忙着强迫，怎么去治疗？您说我更重要的是学会平衡自己，控制波动，这样就能减少强迫。那么我应该怎样调整这种平衡能力呢？”

答：我们能理解这位病友的困扰，平衡差——情绪波动——强迫，这是一个互动的循环过程。一般来讲，一个人是否心态平衡，主要和他对预期与现实之间存在差距的接受能力有关系。如果预期的远远高于现实，就会让人产生严重的焦虑情绪。怎么应付这种焦虑情绪呢？这要分情况，比如在疾病前期的时候就不要太着急，因为已经失衡了，再调整也不会那么快，随着治疗的进展就要靠心理治疗来帮助病友调整，要分步骤来解决，不要把所有要解决的问题都堆在一起，在疾病的早期有很多症状纠缠着病友，病友想一下子平衡过来，恐怕很困难。比如在疾病的恢复期，这时候就要去学会处理自己的平衡，一般要学会设置自己的预期目标，结合自己的预期目标，制订合理的计划并实施，排除不可能的目标等。

很多病友忽略平衡差——情绪波动——强迫之间的关系，总想在出现强迫症状的时候再治疗强迫症，其实强迫症状一旦开始出现，治疗的首先应是控制强迫的症状，之后的治疗更重

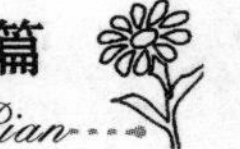

要的是学会平衡自己，避免下次的强迫症状出现。学会平衡自己这本身也是一种生活的态度吧！

17. 强迫症让人很难受怎么办？

答：因为强迫症状的存在，强迫症病友会出现焦躁、烦恼、易怒等各种不良情绪的表现和体验。我们应该看到这种情绪反应是正常的，因为它们必然伴随着疾病出现，就像发热、流涕、咳嗽总是和感冒在一起一样的道理。如果不出现这些情绪反应的话，那可能“强迫症”的诊断就值得怀疑了，或者至少不是典型的“强迫症”。所以摒弃这些情绪本身就好像是在否认疾病一样，这对疾病的康复没有好处。接受情绪，接受强迫症的疾病，并学会怎么样对待这些情绪反应才是至关重要的。

接纳情绪的最好办法不是和情绪做斗争，更多的是管理我们自己的行为。平时生活中大家也会有这样的体验，我们越关注症状，就会越焦躁、烦恼、易怒，有意义的行动就会越少；反过来当我们有意义的行动多了，我们就不会那么关注症状了，情绪反应自然就渐渐地烟消云散了。换句话说，关注的主题变了，症状就不是生活中主要关注的内容，那它给你的回应力也就小了，情绪也就随之稳定了。

所以对待情绪首先要接受，毕竟情绪的到来肯定是有原因的。之后应该学着去分析和认识情绪，了解导致情绪的原因，并据此来调整生活，情绪也就会逐渐平稳。凡事成功与否，不仅仅取决于我们个人的努力，有许多我们知道的因素，也有更多我们不知道的因素，所以只能接受。

我们建议病友对待强迫症状和不良情绪都应坚持以下的几个原则：顺其自然，不对抗，不逃避；不随波逐流，与症状和平共处；重在行动，为所当为，用有意义的事取代无意义的事；持之以恒，灵活应对；转移注意力，分散压力；学会宣泄情绪；自我鼓励，自我暗示。

18. 如何学会放松？

答：当强迫症状袭来，伴随着各种扰人的情绪和感受，所以可以想象病友的整体状态和感觉、情绪会像过山车一样变化，一会儿在谷底，一会儿在巅峰。所以病友必须学会放松自己，帮助自己平缓情绪，解除紧张压力，减轻焦虑程度。这些手段可以是从事各种有趣的文体活动，也可以是学会和人交流，还可以是积极地接触外界。所以治疗强迫症的时候不仅不要和正常生活割裂开，反倒是要积极地坚持正常的学习与生活，做自己应该做和力所能及的事，让生活充实起来，这样走下来也会帮助减轻症状的干扰，恐惧和焦虑也就会逐渐减轻。

19. 如何改变“过细”的性格？

答：病友首先要分清这是自己本来的性格还是得病造成的，如果是得病以后出现的，就是疾病的一部分，需要药物和心理治疗。如果是从小就有的，且持续到现在，就属于自己的性格，这就需要调整自己，在做事情时不要追求完美，不要考虑得太细，必须学会有所舍弃。

20. 强迫症病友怎样自我调节？

答：自我调节的方法有很多种，每个人情况不同，方法也不尽相同，可以试着做的方法有：

（1）降低期望值，降低自己的要求。

（2）转移注意力，干自己感兴趣的事情。

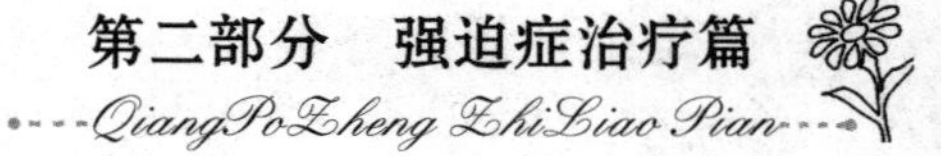

（3）在生活中认同榜样，和榜样多多交流。

（4）接受自己，接受自己的症状，学会换位思考。

（5）认识到强迫症状是陷阱，不理睬它，逐渐去淡化它。

（6）和人交流，在交流中会受到启发和顿悟。在病友的行动过程中可能会遇到各种各样的困难，只要采用正确的方法，持之以恒，就一定会成功。

21. 人际交往会不会缓解病情?

答：人具有社会的属性，在社会中生存需要人和人之间的交往，在和人交往过程中会收获心情、收获知识、收获经验，还能得到勇气和力量，不同的人可以得到不同的收获，同时也可以把自己的烦恼抛去，减轻焦虑。

强迫症病友有的也有这样的特点，比如症状在家的时候很多，但是出门的时候受到外界环境的影响可以减少；有的还会出现自己一个人的时候症状会增加，但是和他人在一起的时候可以完全表现不出来。这是因为有的强迫症病友有自我的调控性，在外人和环境变化的时候就会改变自己的要求，所以环境和人际交往可以在某种程度上起着症状制约的作用。另外强迫症病友往往把精力放在了强迫症状身上，忽视了人际交往，因此病友应找到一个突破口，建立自己的社交圈，多和人交流，让自己忙起来，抛开不愉快的心情，全身心地投入生活，使自己的生活丰富多彩。

但是环境和人际交往影响也要考虑到病友当时疾病的程度和既往的性格，如果强迫的程度当时比较严重，可能环境的变化也会出现使强迫症状加重的可能。所以一般病友可以请医生协助判定疾病的程度后给予相应的建议。从长远的角度来讲，最终人际的交往可以帮助病友改善自我的性格，有利于病情的缓解。

22. 恐惧感是强迫症的根源，如何战胜恐惧感？

答：当强迫症状出现的时候，由于疾病和症状本身的影响，恐惧感觉会在那个时候达到高峰，以至于病友会担心一辈子都逃脱不了。病友的强迫症状里一般都会有害怕、恐惧、担心，虽然这些情绪的对象、方式、程度各有不同，但本质都是害怕和恐惧，病友迫于当时的感受不得不用强迫的症状来逃避这种恐惧，越恐惧就越做强迫的思考和行为，越做强迫的思考和行为之后就越容易担心和害怕，一旦哪天不做强迫的思考和行为就会更为担心和害怕，这样往往就会形成恶性循环，并且成了个死循环。感觉就像是饮鸩止渴，明知道强迫很没有意义，但是不做就放心不下，利用强迫的方式来让自己放心和不害怕，但是随后害怕一来就又不得不开始强迫。所以切断这个循环的最好方法是顺其自然，接纳恐惧，和恐惧和平共处，让自己的满意度下降，差不多就行了，不要追求完美，在行动上要有意志力，一开始会有困难，以后会慢慢适应，用行动不断地做下去，恐惧感会逐渐降下来，强迫症状也随之减轻。

23. 怎样才能使强迫症状不影响正常生活？

答：药物和心理治疗是强迫症的最根本的治疗方法，通过这些治疗可以把强迫症状的程度尽可能打压到最低的状态，从而不影响生活。但是有的病友的强迫症状不是单凭药物就可以达到治愈的，那就需要用心理的方法来学会应对强迫症状，通过各种自我认知的调整、心理的放松、生活中的磨合和小训练

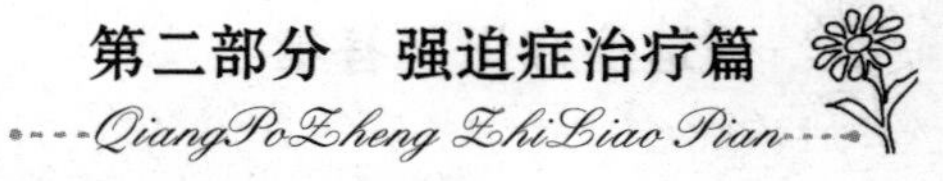

等方式让强迫症状达到不影响生活的状态。

24. 谈恋爱对强迫症治疗有帮助吗?

答：婚恋的事情是有双面性的。如果从婚恋的对方得到的是对强迫症这个疾病的理解和支持，感受到一起努力的积极心态，那么就是有帮助的；如果从婚恋的对方感受到的是压力、不理解，甚至产生更多复杂的情绪，那么这个帮助可能就谈不上了，甚至有的时候会成为负担。

25. 强迫症到底是该对抗，还是不该对抗?

答：强迫症本身的症状就是强迫和反强迫，所以就是对抗和不对抗之间的斗争，所以如果还是纠结于对抗还是不对抗，这就是还在强迫症状的圈子中画地为牢。一般我们建议病友以生活为导向，做生活中该做的事情，达到一种转移的目的，这样就可以回避这些对抗和不对抗的问题。

26. 强迫症有不痛苦的调整方式吗?

答：强迫症本身就是自我痛苦感最高的疾病之一，大多数的时候，不了解这个疾病的人很难了解这个疾病的痛苦。而处于疾病之中的病友的痛苦可以说非常难受，完全就是自己掉进自己设的陷阱中，自拔不能。目前所有的药物和心理治疗都想要帮助病友恢复，但是没有哪个方法是可以幸福度过的。尽管这样，我们仍要相信痛苦总会有终结的时候。

27. 什么食物可以帮助缓解强迫症状?

答：目前没有特殊的食物可以帮助缓解强迫症状，虽然目前有些食疗的宣传材料可能会提到这些，但是还没有足够的科研依据，毕竟医学是个讲究证据的科学。可能有一些食物据称可以帮助缓解焦虑，但是其作用对强迫症的缓解只能是微乎其微的。

28. 什么样的食物在强迫症患病期间不可以吃?

答：全世界各地都有强迫症病友存在，目前尚没有发现饮食与疾病的发生之间有关联的确切的依据。所以没有特别的食物不可以吃。但是因为有的病友在患病期间需要用药治疗，需要向医生咨询一下药物本身的特性和食物的相关性。另外一般我们建议在治疗期间，病友最好不要饮用浓茶、浓咖啡和酒。因为这些都是影响人的大脑中枢神经系统的物质，可能会和药物发生相互作用，以及对人体起着兴奋的作用，所以不建议饮用。

29. 有偏方可以治疗强迫症吗?

答：偏方，顾名思义是与正统的医学观念不同的，并且一般也没有可靠的理论依据，多是些经验说法。医学界一般是不太认可这些的，并且目前的资料上治疗强迫症的偏方绝大多数是不可信的。

30. 信佛和迷信可以治疗强迫症吗?

答：佛教是非常博大精深的，如果是真的佛教修行可以净化心灵和修正自我。可是多数人的信仰是为了治病而去，这就要看到底能领悟多少了，也要看是不是有佛缘，遇到的师傅是不是真的修行。也有病友会走偏和受骗，这些通常在现实中很难预计。可是有的病友会在那里得到心理的安慰和安抚，可能会产生些安慰剂的效应。而迷信就更不可取了。

31. 怎样去接受强迫症状和疾病？

答：强迫症状和疾病如同感冒和其他疾病一样，都是自我不能完全左右的，连医生自己本身也不能完全地避免疾病。所以接受它就如同接受感冒一样最好，谁都会有这个可能。不要妄自菲薄，认为自己最倒霉，反倒应承认和接受现实，承认自己遇到了疾病，需要和疾病去共存和治疗，在以后的日子中更好地调整自己。

32. 没有人理解我得了强迫症，怎么办？

答：强迫症的病友在走一条少有人走的路，毕竟很多周围的人还缺乏心理卫生的知识，并且也很难像医生那样理解病友。所以至少病友要自己理解自己，理解自己的症状，理解要和医生合作走下去。有机会的话，病友之间多多交流治病的经验，相信虽是少有人走的路，总是有人在走，大家支撑走下去，就会找到未来。

33. 强迫症来了，应该压制吗？

答：强迫症来了，很痛苦。治病的感觉也如同治理洪水一样，一味地压制会导致最后的溃堤，可是一点都不压制就会泛滥。所以好的治疗方法应该是该压制的要压制，该疏通的要疏通，要找到中间的规律和方法。不要太片面化地处理强迫症状。

34. 我需要承认自己有强迫症吗？

答：强迫症状有时候是在自己的心理层面，表现不到行动上，或者在行动上会有所收敛，所以不熟悉的人可能观察不到强迫症状。处于隐私和自我的保护，是否向外人透露这些信息，这是个人的选择。但是病友自己内心要向自己勇于承认强迫症状的存在，因为面临强迫症状总是会在生活中出现各种各样的困难，没有办法做到像以前那样好，要去承认和接受这个现实。这样才会有新的起点。

35. 强迫症是由于自己的不自信造成的吗?

答：强迫症的很多症状表现都是焦虑、担心和怀疑，所以很多症状都是自己不能相信自己造成的。但是这个不相信和大家常说的“不自信”还不太一样。这属于症状的不相信，需要靠行动去尝试暴露和突破。

36. 是否强迫症的共性就是被无意义的事情困扰?

答：强迫症的病友最开始关注这个病的时候是认为有意义的，并且意义还非常大，通常是涉及健康、生命等，但是当症状持续较长时间后，这个意义有可能就会消失了，更多的是变成了妨碍工作、学习和生活。所以才会痛苦感更多。

37. 强迫症是否总有莫名其妙的不安情绪?

答：强迫症的心理基础就是有很多的担心和焦虑，总是“万一如何如何”挂在嘴边，所以焦虑不安的情绪是会伴随的，而屈从于这些焦虑和不安就会出现反复的强迫行为和强迫思维。

38. 我有很多的强迫症状，担心各种事情，那么所有的担心都不用管吗?

答：担心不是管与不管的问题，因为根本就不是能管得了

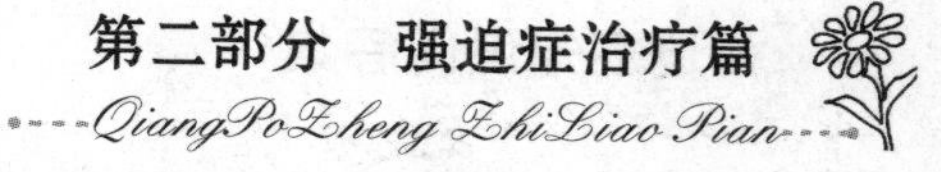

的事情。担心是需要如何去找方法去应对，各种心理的小策略、帮助渡过难关的小手段等。

39. 强迫症状是否会随着焦虑、抑郁的症状好转而好转?

答：强迫、焦虑、抑郁3种症状是可以互相影响的，控制了中间的一个肯定会影响到另一个；但是最终要看哪个症状是起源和最核心的部分，比如是抑郁引发的强迫，那么抑郁是治疗的重点；如果是强迫引发的抑郁，那么最终的治疗还是要回到强迫。

40. 如何克服自卑，重新融入社会?

答：自卑往往是自己把自己看低了，而不是社会把你看低了。生病给病友添了很多烦恼，但是至少也给了病友调整的机会。接受生活的不如意，做努力的自己，至少我们还能完成一些事情。

41. 强迫的思想没有意义、没有结果，但是怎么去掉这些想法呢?

答：强迫症状的应对是先共存、后消灭的过程，很多病友可能要求的是要先消灭，这就完全陷入了强迫症状了。所以虽然以去掉症状为目的，但是我们希望病友能够首先转移注意力，最终才能达到消灭。

42. 想起一些事情，自己觉得还是有意义的，可是还是强迫，为什么?

答：这个能理解。这个有意义和无意义本身就是强迫症状的表现特点。比如一个病友担心洗手不干净会影响卫生，她自己认为这个想法是有意义的，不停地洗手，停不下来，最后她自己也承认自己做了很多常人不做的事情，发现很无意义。这个例子很类似这个问题。有意义和无意义，需要病友不处于症状当中时来确定更合适，毕竟症状有很多的干扰力，难免有“身在庐山，不识庐山真面目”的感觉。

43. 怎样才能控制强迫的思想?

答：强迫思想也是强迫症状的一种表现，所以治疗需要按照强迫症治疗的方案和原则去做。需要注意的是，强迫思想很难在短时间内消除，所以要学会与其共存；并且，思维的改变不是通过一个替代另一个，也不是简单地说“不”，而是靠“积极的行动”去改变自己。

44. 当强迫观念出现的时候，自己去抑制它，会产生紧张不安，该如何应对?

答：有压抑，必然就有反抗，所以这是必然产生的。要么去理解和接受这个紧张，带着紧张治疗；要么用顺其自然的方式转移紧张。按照情绪的规律，紧张不会永远存在，所以要学会应对。

45. 我就想快点解决疾病，可以吗?

答：我们能理解病友这种急切的心情和要求，但是不得不说的是，治病总要符合事物的发展规律，人目前还不能完全把控疾病的治疗。所以病友最好放弃这种想法，以免为日后的治疗铺垫不好的情绪，影响治疗效果。

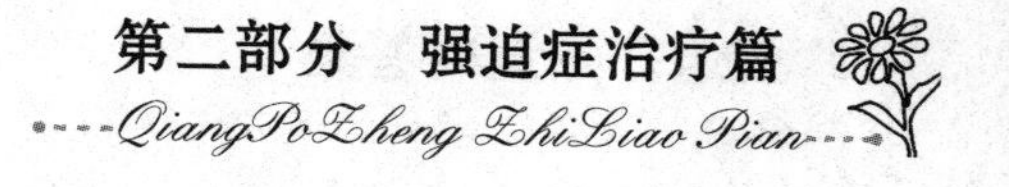

46. 心理疾病是绝症吗?

答：肯定不是绝症。因为大多数的心理疾病并不影响到生命，和癌症不一样。之所以大家对心理疾病很恐惧，是因为自己不了解、社会的歧视、治疗的机构少导致的。

47. 我有很多的担心，比如担心手没有洗干净，为什么?

答：就是这些持久存在的担心导致强迫行为和观念的出现。那么担心从哪里来呢？担心一般源于对结果的要求和未来不好情况的恐惧。试想，担心手不干净，不过是担心洗不干净导致疾病之类的可能性而已。所以能放下对结果的要求和对未来不好情况的恐惧，也是放下强迫的一种方法。

48. 总是不断地想各种万一的可能，心里放不下怎么办?

答：不断地担心都是症状本身的表现，所以我们要学会分析和判断，要尝试理解这样的万一的担心本身是症状，不能靠所谓的担心来解决，也要理解这样的担心都是虚幻的，需要从理智上接受对未来的担心。

49. 家人扔掉了我很多珍贵的东西，我接受不了，该怎么办?

答：因为强迫症，所以病友对东西会有很多的要求和规定。家人没有经过您同意，肯定家人的行为有不当的地方，没有考虑到个人的需要。但是如果事情已经发生了，与其让自己停留在不快乐中引发症状的加重，还不如积极地接受，向以后的生活努力，因为以后的生活中珍贵的东西会更多。

50. 强迫症只靠毅力可以治疗好吗?

答：毅力是治疗任何一个疾病都需要的，但是只靠毅力去治疗任何一个疾病就太过盲目了，因为忽略了疾病的程度、个人的理解和行动能力、周围环境的条件等。治疗疾病需要很多方面的努力，所以强迫症的治疗需要毅力，但是不能只靠毅力。

51. 因为我做事情总是要重复很多遍，就想回避不做了，这样行吗?

答：如果是强迫症状严重，短期的回避也是一种保护自己的心理方法，但是如果长期回避或者是都不做，那么就会导致社会功能的下降。所以病友积极地和医生合作，一起探讨应对疾病的时机和方法很重要。

52. 如果考上理想的学校，是不是强迫症会自然好转呢?

答：人逢喜事精神爽，好的环境、好的生活氛围、积极的生活事件都会对疾病有帮助的。但是是否会绝对性地改善疾病不能一概而论，凡事都有两面性。

53. 男友不知道我有强迫症和吃药，该不该告诉他呢?

答：这是个伦理和社会的问题，不是纯粹的医学问题。是否告诉男友要看个人的决定。但是如果大家真心相处，日久天长，建议还是同甘共苦，以免后患更好吧。

54. 担心门上有油，所以一定要擦，但是为啥别人都不害怕?

答：这是因为强迫症的病友会在主观判断和感觉上出现差异，所以总是害怕和担心出现风险，这些就是强迫症的特点。

55. 强迫症是否会引起头痛?

答：一般强迫症的表现不包括头痛。但是强迫症如果涉及的强迫思维非常多，就会影响病友的身心感觉，那么很多躯体和心理症状包括头痛，就可能会出现。

56. 害怕别人知道自己得了强迫症，怎么办?

答：每个人都有疾病的隐私权，您是否愿意告知他人是您的选择。而别人是否能够观察到您的疾病，这和您平时的疾病表现有关系，也和别人的医学知识有关。所以建议与其投入精力在害怕上面，不如积极地投入到治疗中，并和医生学习积极的行为应对模式更好。

57. 自己在疾病中待久了，都不知道别人是怎么生活的了，怎么办?

答：那就积极主动地和别人在一起，让别人作为自己的动力和规则的带头人，学习别人的经验，做比想要更有意义。

58. 强迫症病友的业余活动该做些什么?

答：任何生活中的事情都是可以做的。如果可能，可以尽量多培养自己的兴趣和爱好。

59. 住院治疗效果不错，出院后应该注意什么?

答：出院后要模拟在住院期间所做的事情，如生活习惯、强迫症状的理解和控制，把所学的知识和规律用于实践。不要突然间给自己太大的压力，要给自己缓冲的时间，慢慢去院外适应生活。

60. 有哪些应对强迫症状的小招数?

答:(1)延迟法。通过拖延对强迫行为和观念的关注和执行，尝试转移。

(2)暗示法。用积极的语言暗示强迫是假象。

(3)转移责任法。尝试将无法控制的症状转移，告诉自己我没有办法。

四、预　　后

1. 强迫症会随着时间的进展而加重吗?

答：我们很难一概而论地讲疾病随着时间的进展会如何。一部分轻度病友可以经过自我的调整，随着时间的进展而慢慢缓解；一部分病友也会随着时间的进展而病情逐步加重；也有部分病友病情发生波动。一般强迫症会引发病友很多的主观困扰，建议其最好及早学习应对策略。

2. 强迫症的疗效怎么样?

答：强迫症经过系统和正规的药物和心理治疗后，有60% ~ 80% 以上的病友可以达到很好的治疗效果。甚至有些病友没有经过系统的各项治疗，也会在生活中发现处理症状的办法，或者随着时间的延长，症状也会出现一定的好转。

通常的治疗结局是强迫行为和思维可以控制到不影响日后的生活和工作，只是偶尔出现或不规律地出现，或者也可以达到症状的完全消失。但是每个人可能达到的疗效是不一样的。当然也有一部分病友的症状会继续存在，并损害社会生活的功

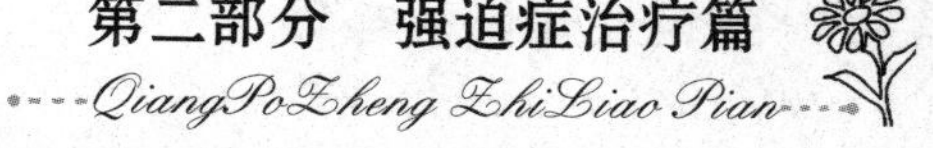

能和生活质量，但是通过治疗可以最大限度地减少症状，最大限度地保障生活质量。

3. 强迫症能彻底治愈（去根）吗？

答：强迫症属于内科系统疾病，本身属于一个疾病的过程，所以很难像外科那样“去根”。我们内科所讲的“去根”是像高血压、糖尿病那样可以控制疾病的发作，可以做到疾病本身虽然存在，但是并不影响生活的状态。当然也有一部分病友可以“去根”，但是要看疾病本身的状态，以及当时的治疗状态、个人性格和认识程度等很多方面的情况，所以我们在医疗上采用多维度的手段去治疗疾病，争取达到“去根”的状态。

部分不能达到“去根”状态的病友也不用气馁，通过正规的治疗，坚持服药和心理调整，强迫症也可以做到不影响病友的生活质量，也不会引起不好的感觉，使病友能和健康的人一样快乐幸福地生活。

4. 得强迫症 15 年了，是不是会对自己产生很大影响？

答：强迫症的患病时间并不绝对影响后期治疗的情况和预后。因疾病的治疗和预后是由很多因素来共同决定的，这只是中间的一个因素而已。病友应该积极地挖掘还没有利用的治疗方法积极治疗。

5. 强迫症会有后遗症吗？

答：后遗症这个词在强迫症的预后中很少使用，更多的是基于这类疾病本身不是一次性就可以完成治疗，心理科很难像外科手术那样可以使用手术刀立刻切除病灶。强迫症基本是属于内科系统的疾病，需要一段时间的治疗和调整，有的需要比较长时间的控制和调节，就像内科系统的高血压和糖尿病类的疾病。

更多的大家提到的所谓“后遗症”，可能是症状还可能会在生活的某个阶段出现，属于症状的波动和恶化的情况。所以我们希望病友能多多利用心理治疗的方式，其作用就是减少这些所谓的“后遗”效应，使病友能更理解强迫症状，即使症状波动和恶化也可以及早地应对、调整。

6. 强迫症状一般在什么情况下会波动和加重?

答：强迫症状在我们的生活中不会一成不变，所以对强迫症状的规律了解越多，就越有可能了解自己的强迫，也就更有信心去迎战强迫。所谓“知己知彼，百战百胜”的道理就在于此。

一般来说当心情改变时，如焦虑、恐惧、害怕时强迫症状会加重。这还和环境因素有关，有些患者会在家里或者在某个特殊场景下症状加重，改变环境时会减轻。有的患者疲劳时症状会加重，有的是工作或学习压力变大时症状加重。每个人的情况不同，规律也不尽相同。人类的生活很复杂，同时也很简单，只要用心分析，就会找到症状变化的规律。

7. 如果治疗进展太慢，中间还出现反复怎么办?

答：治疗进展慢，病友首先要和医生一起分析是不是可能方法不对或者对治疗的理解不对，或者治疗的实施本身有缺陷。如果这一切是没有方向性错误的话，就要看病友的治疗心情是否过于急切了。因为强迫症的治疗是螺旋式上升的，在好的过程中找方法，在坏的过程中找错误。只要大的治疗方向在好转就是正常的。所以当治疗过程中出现反复时，病友应及时与你的医生沟通，探讨和寻找原因，以找到解决的办法。

8. 强迫症治愈后会复发吗？

答：强迫症的复发率比较高，因此目前的治疗方案比较推荐长期服药，目的就是巩固和维持治疗的效果，防止复发，同时建议加用心理治疗来增加疗效和辅助康复。但是目前研究中对于服药时间的观念并不是很统一，所以各个专家的意见也会出现不一致的情况。

复发并不是绝对不可控的情况，所以也用不着畏之如虎狼。只要抓住强迫症的特点、发生和发展的规律以及治疗的知识，我们就可以远离强迫。强迫症像是陷阱，当遇到困难时，不要自己陷进去，病友们可以和医生一起从中找到原因，避免复发。

9. 强迫症可以正常地工作和学习吗？

答：从临床经验看，大部分的病友都可以维持比较好的社会工作和学习的功能状态，完全不能工作的只占很少的部分，所以治疗提倡在工作和学习的生活中调整。由于疾病的影响是存在的，所以强迫症还是会很干扰工作和学习的状态的，病友可能一时间不能完全达到以前的生活状态，但是积极地调整可以达到好的效果。

10. 强迫症病友治疗多久可以去工作和学习？

答：时间不是最主要的指标，因为强迫症病友每个人的情况都不一样，并且每个人治疗的效果也不同。所以最好的指标是在治疗中不断地评定治疗的效果、社会功能、应对的状态等，这样才能最终决定病友是否可以去工作和学习，以及是否可以半负荷或全负荷地学习和工作。最好的强迫症治疗过程是一边学习、工作，一边进行治疗，这样既可以有正常的工作生活，也可以治疗，效果最好。

11. 强迫症病友可以正常结婚吗?

答：强迫症属于神经症类的疾病，一般情况下可以保持比较好的社会生活状态，不会有太多的对外界的伤害行为，所以任何法律都没有禁止他们结婚。从临床经验来看，大部分的病友都可以维持很好的家庭生活和婚姻。但是毕竟强迫症可能会有一些特有的生活习惯，如仪式化动作、对清洁的要求、对某类特殊事物自我独特的要求，这些都会和周围人产生一些不一致的情况。所以最好能和比较理解和支持自己的人在一起，否则双方都会有压力。

12. 强迫症病友可以生小孩吗?

答：强迫症不属于很明确的遗传性疾病，这指的是一般不会出现肯定遗传的情况。但是这个疾病属于有遗传风险的因素，就是说遗传的风险相对比完全没有疾病的人要稍微高一些。这些风险目前还不能完全把握和预测。所以提倡最好不在疾病发作的时候要小孩，可以在疾病控制稳定的情况下生小孩。并且小孩子日后的性格培养和家庭环境的塑造也要给予积极的重视。

13. 强迫症病友想要小孩，可以在怀孕期间服药吗?

答：无论男性还是女性，服药对生育的影响目前都不是非

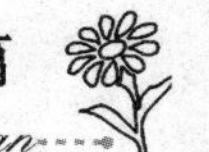

常明确。目前医疗也只是给予药物风险的等级而已。所以我们建议怀孕期间最好不要用药，尤其是怀孕的初期3个月。如果有必须用药的要求，请务必找专业医生咨询相关事宜。

14. 强迫症可以自愈吗?

答：大部分的强迫症很难自愈，只有很少部分轻度的强迫症可以自愈。所以我们建议病友还是应积极地治疗。部分自愈的强迫症不是单纯的等待，而是要积极地调整自己的压力和环境，以及生活的节奏和目标。

15. 强迫动作好了两三年，情绪也好了，但是还是有小动作，这能好吗?

答：强迫症状一般随着治疗时间的推移，效果会越来越好，所以有可能会好的。我们期待痊愈，希望完全消除症状，这是第一目标；当可能由于某种原因，第一目标无法达到的时候，尝试接受和学习与对社会生活影响小的强迫症状共存，达到互不影响的目标，这是第二目标。

16. 得强迫症会影响智力吗?

答：强迫症的疾病本身和治疗药物都不会影响智力。如果强迫症的疾病程度很重，以及合并很严重的精神疾病时，会影响患者的判断力、反应力和记忆力等情况。每个人的情况都会有所不同，需要具体找医生做判断。

17. 什么样的强迫症好转会慢一些?

答：发病初期强迫症状严重，合并其他精神科疾病，症状表现是储存、性和宗教类观念的症状，对自我疾病的认识和了解不好，患病时间长，起病年龄早，治疗意愿不足，强迫个性突出，家族中有相关疾病史，这些因素都会增加治疗的难度，但是具体也因人而异，要综合判定。

18. 服药期间可以上班吗?

答：吃药期间是否能上班，主要要看吃药后的状态如何，比如是否困倦，体能、精力状态如何。一般我们建议如果各方面状态允许的话，病友最好能坚持上班。因为工作本身也是一种行动。

19. 强迫症病友可以从事什么样的工作?

答：强迫症病友从事的工作本身没有特别的限制，国家法律没有相关的规定，医学上也没有相应的建议。所以要看个人的工作压力和处理的方式，一般我们建议病友从事压力不要过大的工作。

20. 强迫症病友可以开车吗?

答：强迫症病友可以开车，但是以下情况最好不要开车：药物刚刚开始使用，需要看是否有药物初期影响注意力的情况；药物大量使用的时候，病友的病情严重、非常焦虑的时候。

21. 吃足够量的药就能达到完全不需要任何理论指导的正常的程度吗?

答：吃足够量的药可以很快达到焦虑和强迫症状的控制，但是还是建议要接受一些理论和心理治疗的指导。因为这样可以帮助病友日后对疾病的了解，并为日后的康复和防止复发打下基础。

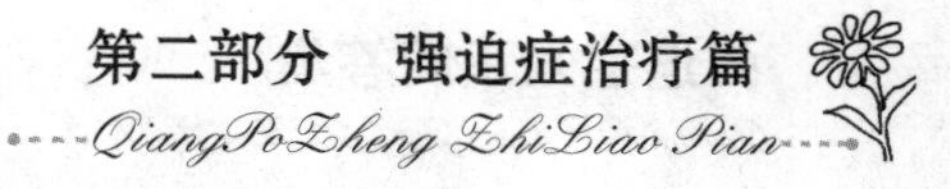

22. 多吃药物和加用心理调整，哪种更有效呢？

答：首先，药物不能多吃，药物应有合适的剂量，药物不是多吃就好，需要考虑药物可能对身体的损害。其次，心理调整在任何时候都是建议做的，好的心理辅助，事半功倍。

23. 想突破恐惧感觉来治疗强迫，是不是该去做蹦极之类的极限运动？

答：做极限运动并不一定能帮助克服疾病，因为那些运动只有一次性的经历，并不一定可以达到目标。而突破需要的是日积月累的生活经验和感觉。

24. 强迫症是不是越晚治疗越难治愈？

答：这个说法不科学，是否难治主要和病情、症状的类型、用药的敏感度等很多因素有关，开始治疗的早晚只是中间的一个因素。但是可以想象，治疗开始晚，对病态东西的习惯性会增加，痛苦的时间长，是很得不偿失的。我们建议病友发现症状，一定要及早干预。

25. 强迫症会导致死亡吗？

答：一般强迫症不会直接导致死亡。但是需要注意的是，如果强迫症状直接干扰了病友的进食状态和情绪状态，是可能因为这些导致体能下降和情绪的异常状态而出现死亡风险的。

五、家　　属

1. 家里人患有强迫症，我们家属应该做些什么？

答：(1) 帮助病友树立抗病的信心，让病友看到希望，能积极乐观地生活。

(2) 督促病友积极参加各种社会活动，积极回到社会中，养成规律的生活习惯。

(3) 积极主动地和病友沟通，听其倾诉，了解病友的内心体验和感受。

(4) 避免粗暴的制止行为和不加任何解释的批评。

(5) 对症状不要加以不必要的附和、确认和提示。

(6) 对病友的不良情绪要沟通，让病友能够及时发泄和缓解。

(7) 教会病友调节自我情绪的方法，学会承受压力和刺激。

2. 为什么有的强迫症病友能够积极主动就医，有的就不主动就医？

答：国内外的研究调查发现，大多数强迫症病友都没有积极寻求专业治疗。原因很多，如：对疾病缺乏正确认识，认为强迫症状很奇怪但不认为是疾病表现，对于强迫症状感到难堪而隐瞒，认为疾病可以自愈，不知如何求助等。所有这些因素与精神健康知识贫乏及疾病自知力有关。所以我们建议打破以上的观念，积极就医很必要，强迫症就是一个疾病而已，不涉及道德和羞耻。有的病友不主动就医可能和疾病本身的特点有

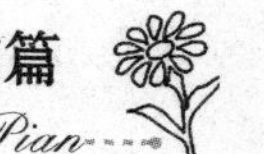

关，如对自我疾病的认知不足、抑郁情绪严重、个性过于突出等，那就需要家人帮助他一点点地树立治疗观念了。

3. 家属该怎么开导病友?

答：家属因为所处的地位和角色不同，很难做到用专业的心理治疗方式开导患者，这部分应该由专业医生来做。但是支持、理解、倾听、宣泄、转移等都是家属力所能及的。但是务必记得，每个人能起的效果是不一样的，因为疾病的程度和心理治疗的基础不同，所以家属最好和医生一起配合着做。家属可以先去就诊接受一些辅导。

4. 我一开导，他就烦，怎么办?

答：如果是这样，那么建议家人先停止开导。家属最好和医生一起找原因，是方法不适合，还是疾病的状态不允许，还是其他原因。盲目的、不合适的开导会起反作用。

5. 爱人有病很长时间了，我一直不知道，这是为什么?

答：这就是强迫症的特殊性和隐匿性。有的病友可以隐藏症状，尤其是在自己不想暴露的时候，在一定程度上是可以完全遮盖的。

6. 为啥 5 岁小孩都懂的道理，我的孩子都这么大了，还不懂?

答：这不是懂和不懂道理的问题。强迫症状和焦虑症状达到一定程度的时候，病友会分不清楚很多感觉，也放不下这些感觉和纠结，这本身就是疾病症状的表现。这个不能用是否懂道理去衡量。请家人不要用道理去要求孩子，而是从疾病的角度去理解孩子。

7. 孩子有很多古怪的行为，这些都是强迫症状吗？

家属：孩子有很多古怪的动作，如捡东西、不看地面、仰着头、进到卧室闭着眼睛、不敢看任何东西、不行就重新进去一次。这些是否都是强迫症状。

答：我们不能只凭动作的怪异与否去确定是否是强迫症状，因为精神科的疾病中有很多都可以有怪异的表现和动作。我们需要了解孩子的内心想法，比如为什么要这样做，这样做的理由和必要性、好处，不这样做会怎么样，等等，从中可以探寻到类似强迫的心理症状描述才能诊断。

8. 家庭治疗有帮助吗？

答：家庭治疗也是非常有意义的心理治疗。按照家庭治疗的理论，家庭成员出现心理不好的状态，实际上是整个家庭的不平衡和整体家庭功能的问题，所以调整家庭功能肯定对治疗是有帮助的。尤其强迫症病友的很多症状，会更多时间地出现在家庭中，因为大部分的病友在外围环境中会部分本能地克制症状，而在家庭中的克制能力就会下降，所以家庭成员相应的压力也会增加。积极的治疗总会收益更多。

9. 家人怎么面对强迫症病友？

答：家人应该把自己和病友看成是一个“战壕”的，大家一起去面对出现的所有困难，而不是表现得比病友高出很多，告诉他要做什么。家人用这样的姿态和病友一起讨论可以做和能做的事情，成功率更高。家人因为没有患过病，很少能理解病友的感觉，所以要积极地尝试理解病友的感受和痛苦，这样给予的建议，病友更易接受。

10. 病友不愿意和家人交流怎么办?

答：病友不愿意和家人交流有多种原因，比如病友性格内向，平时就很少说话；或者病友爱说别的，但是就是不愿意说强迫的东西；或者病友对强迫症状有顾虑，比如症状太复杂和奇怪，说不清，或者不好意思去表达某些与性相关的症状等。家属需要和医生一起分析病友的原因，原则上需要多增加和病友在一起的时间，多找机会交流，多促成病友和他人医生和其他病友一起交流等。

11. 病友情绪低落的时候怎么帮助他?

答：情绪低落要看是否达到抑郁症的程度，如果达到了，需要医生确定是否需要使用药物，以进行积极的干预和控制。如果只是一时的情绪起伏，家人需要宽慰、等待、包容、陪伴，毕竟疾病让病友很痛苦，无法宣泄和无人能理解是病友更痛苦的原因。

12. 孩子频繁洗手，害怕污染，该如何教育孩子?

答：首先是帮助孩子，而不是教育孩子。在应对强迫症状方面，我们没有亲身体验，我们并不比孩子高明很多；另外我们面对的是一个疾病，不是简单的习惯和错误思想，所以教育不是最佳的方式。我们只能和孩子站在一个“战壕”中，一起去努力，同时要积极地让医生评估，了解状态，给予最好的方案辅助。

13. 家人感到无奈，不知道家中的病友何年何月才能正常地生活。

答：这个能理解。看到家人生病，很难受，尤其面对一个慢性病患者，不知道该如何应对。但是我们一定要和医生一起合作，了解治疗的方法、需要的时间、可能的药物，大家一起去找信心和治疗的方案。强迫症的预后一般都是不错的，大部分可以恢复社会生活。但是欲速则不达，当您要求越快的时候就会越失去信心，增加无奈，并且信息沟通不畅快的时候也会徒增烦恼。

14. 病友如何与家人改善关系，让家人理解强迫症？

答：沟通是改善关系的最好办法。强迫症的病友很多外表行为和举止看不出任何问题，但是心中的苦很难说出来。所以不和家人沟通，不仅得不到理解，反倒会出现诸多的误会，甚至被误认为是故意折腾等。所以病友应尝试去沟通，如果不行也可以请医生帮助一起去沟通。

15. 孩子有很多怪异的表现是强迫症吗？

答：心理判定讲究不事先猜测，因为会带“有色（病）眼镜”看。很多“被精神病”的案例就是家人总是带着“有色（病）眼镜”看导致的，这样的心理会导致对很多问题失去理解性。最好的办法是记录下孩子怪异表现的内容、时间、频率、规律，之后可以带孩子去看医生，以澄清孩子的内心想法，再做判断。

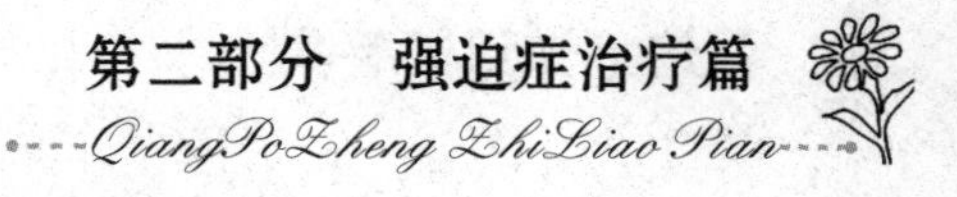

16. 看到孩子有强迫症状，可以劝吗？

答：要看孩子强迫症状的程度，如果症状轻，您的劝说和引导可以起效；但是如果症状达到中度或者以上，劝说可能根本就不起任何作用，甚至还会招来相反效果，导致强迫症状加重。

17. 作为家长，我到底把有强迫症状的孩子当作有病好，还是没病好？

答：要看孩子的强迫症状程度究竟是怎样的，以及治疗究竟进行到了什么程度。比如症状轻，孩子已经掌握了强迫症状的应对方法，也了解强迫症状的内容和意义，这时候要把孩子当成是正常人去要求和看待。而症状重，孩子还处于疾病的急性期，当然要作为有病的人去对待，要积极地治疗疾病。

18. 孩子胆小和不自信是不是强迫症？

答：胆小和不自信只是对孩子性格的一个描述，不属于强迫症的症状。家长需要提供更多的例子，如是否纠结于某个症状、症状是否反复出现，这些表现才能帮助诊断。

19. 我怎么觉得孩子是故意的，因为在外面就可以没有强迫症状。

答：强迫症状有时候会随着环境和病友自己的心情、压力等出现变化。所以一部分病友会出现家内、家外表现不一致的情况，这可以理解，毕竟在外人面前做动作，大家都会有所顾忌，所以无形中环境也起着克制的作用。而在家就会没有克制因素，症状就会大幅度出现。但是这些并不是故不故意的问题，而是疾病和心理本身的特点。

20. 孩子得了强迫症，总是一遍遍地问无聊的问题，让别人解释了一遍又一遍，否则就不让离开，家长该怎么做?

答：这样的症状程度和孩子的强迫程度有关系。如果孩子的强迫症状很多，孩子行为的控制力和被控制的程度都会下降，我们这时候需要的是积极的治疗。甚至在初期不得不在孩子的强迫症状面前采取退让的方式。但是当强迫症状的程度不重，孩子有一定的控制能力的时候，需要和孩子一起磨合渡过的方式，而不是单纯地依从和拒绝。

21. 孩子表现很懒散，为啥说是强迫症状?

答：强迫症病友的表现有时候会里外一致，有时候会出现很大的差异。比如有的病友在外人面前不表现出强迫症状，有的病友自我的体验没有强迫感受，但是会出现动作，还有的病友会采用别的方式隐藏强迫症状以至于外表看不出来。所以需要和医生一起非常客观地评价强迫症病友的行为表现。像懒散这类情况，强迫症病友症状严重时，可以出现生活疏懒、不主动料理、不愿参加学习或工作，因为有时强迫症状的存在已严重妨碍他们的正常活动，使之无法行动，那么干脆就不去作为了。如有些病友强迫洗手及仪式性动作使其难以按时上班，难以完成日常工作，有时感到上班时因强迫行为无法实施而心情苦恼，或以为自己的怪癖会被人取笑而不愿见人，闭门不出。所以家属需要和医生一起探讨表现背后的真正原因。

22. 为啥孩子对强迫症的治疗不积极?

答：大多数病友是积极要求治疗的，但也有很多例外的情况。比如有的患病多年的病友，长期门诊和住院治疗效果不明显，会产生失望情绪，甚至产生消极想法，就会出现对治疗的不积极和不配合。也有可能和每个人的个性有关，比如个性不积极和主动。也可能有的病友对疾病知识欠缺，不知道该如何配合治疗。也有的病友可能有羞耻感觉，担心别人的看法，担心被扣上精神病的帽子，担心被耻笑等。我们建议病友可以就诊和医生一起分析应对。

23. 为啥孩子的强迫表现和书上说的不一样，一点也不焦虑?

答：每个人的疾病都会受到多种因素的影响。比如，病前个性的关系，个性内向、胆小、听话、顺从的病友，出现强迫后对症状的描述和反应就不一定会很积极；病友对疾病知识的了解不同，也会有不同的应对方式；另外每个人的智商和情商也会影响对症状的应对和表达；还有目前正在使用的药物也可能会掩盖病友对症状的情绪反应。这些因素都会各自影响到对症状的表达。所以结合病友的既往各种因素给予判定很重要。

24. 孩子的东西不让别人碰，该怎么办?

答：首先要判定原因，如果是强迫症，并且症状比较严重的时候，就要配合孩子，否则会更激发更多的症状出现和激发情绪恶化，甚至出现暴力行为。但是当强迫症状逐渐减少，孩子的情况逐渐好转的时候，就需要和孩子一起确定改变的计划和目标。

25. 孩子为啥控制不住强迫症状?

答：首先强迫症状不是单纯地想控制就可以控制的，如果可以那么简单地控制，那就不是疾病了。另外，控制强迫症状也要分技巧、疾病的程度等，这些需要和心理治疗结合在一起去改善，而不是让孩子简单地控制。

26. 孩子不愿意吃药怎么办?

答：不愿意吃药的原因有很多种，是害怕药物副作用，还是害怕疾病的标签，还是担心同学发现，还是自我对疾病的治疗有自己的想法等。这些都需要和孩子、医生一起交流和探讨，之后再采取应对措施。因为强迫症不属于重性精神疾病，所有的治疗最好征得孩子的同意，这样也是为了最大限度减少对孩子的心理伤害和影响。并且家长也要摆脱对药物的恐惧，积极地给孩子做表率，鼓励他接受治疗。

27. 孩子症状重，可以强制孩子住院吗?

答：原则上强迫症不属于重性精神疾病，一般不允许做强制性的入院治疗。但是当强迫症合并抑郁症，或者强迫症状本身给本人或家属带来威胁生命的风险时，也可以考虑必要的强制治疗。需要注意的是，必须要经过精神科专业医生评估才可以。

28. 孩子不愿意看医生怎么办?

答：强扭的瓜不甜，心理治疗也需要孩子的配合，所以不要过于着急逼迫孩子看医生。在不愿意看医生之前，家人可以先门诊咨询，一起分析孩子不愿意来诊的原因，一起寻找家人可以替代医生实施某些影响的方法，以及如何应对孩子的状况，减少家长负荷等。

29. 孩子抱怨医生只听父母的意见，怎么办？

答：首先家属应该给孩子和医生单独交流的机会，也要给医生一起了解整个家庭和疾病的机会。并且需要孩子在见面中建立和医生之间的信任，否则这样的抱怨只能把治疗带向相反的方向。

30. 我父母非常不理解我的疾病，说我是折腾，怎么办？

答：这个能理解。很多精神类的疾病知识并不普及，并且精神类疾病的表现也是非常规的，所以自然也很难获得每个人的理解。一个建议是病友看病时可以请父母陪同，由医生向家人解释疾病，这样可获得家人的支持。另一个建议是病友自己尝试和同病相怜的病友一起参加各种自助的活动，以获得自我的归属和康复的方法。

31. 父母认为我的病只是克服就可以了，我根本克服不了啊，怎么办？

答：病友是对的。这个疾病并不是单纯地克服就可以解决的，并且即使是克服，也不是简单的克服，而是需要有心理导向的克服。建议病友可以和父母一起来诊，和医生一起探讨病情，医生也会给予帮助。

32. 劝不了家人，怎么办？

家属：我孩子爱想事、弹手指、在身前挥手，他自己解释说是眼前有雾，要把它弹开。他也害怕死，看到电视或者什么关于死的，就一边弹手指一般说："干吗死，干吗死。"每天什么都不干，就是上网打游戏。并且说什么都不听，怎么办？

答：可以看出，孩子是有很多强迫症状的，比如他说，"眼前有雾，要把它弹开。"看到电视或者什么关于死的，就一边弹手指一般说："干吗死，干吗死。"这些都是因孩子有些不同的感受和想法而导致的。这些言语和动作都是病态的想法所支配的，所以不是简单的劝说可以做到的，还是要积极地就诊，做治疗。

33. 孩子太小，是不是不能用药？

答：年龄太小不是最主要的原因。是否用药关键要根据疾病的程度而定的。目前已经有药物被批准用于 8 岁的儿童，所以年龄不是最主要的阻碍。

34. 如何选择吃不吃药？

家属：我的孩子有强迫症，据他说初二时就有一些症状了，但他拒绝就医吃药，有时感觉他很辛苦，我很心疼就劝他赶紧看病吃药，可有时他也挺快乐的，似乎又没特别的破坏性影响，所以很纠结。

答：是否吃药，需要综合地对病情进行评估，还要结合孩子的感受和客观的评价，以及还要看一段时间内症状的演变趋势。所以建议家属和医生一起判定。像上面提到的孩子有症状，但是本人很拒绝，影响社会生活不多，当然要听孩子的选择。

六、其　他

1. 强迫症可以进行精神外科手术治疗吗?

答:目前精神外科的手术并没有经过卫生行政部获得相关资质的批准。主要的问题是在于不良反应上和后期可能的损害上。所以对于一些非常难治的病友这是最后一个治疗的选择,但是没有达到难治的程度的话,并不推荐此类治疗。非常难治的概念一般被认定为病程5年以上,症状严重,使用过至少3个种类的抗强迫症药物治疗,并且使用过氯米帕明和抗精神病药物的治疗,使用过心理治疗,但是均未获得好转。以上条件要求全部符合。

2. 经颅磁刺激的治疗怎么样?

答:经颅磁刺激也没有得到过卫生行政部门的相关资质批准。但是临床上有国内外的一些研究报道,获得一些比较有意义的结果,最主要的是伤害性小,但是还缺乏大规模的数据。

3. 深部脑刺激治疗怎么样?

答:与神经外科手术治疗相比,深部脑刺激的伤害性更小一些,属于微创式的。但是CFDA目前未公布相关的适应证。具体实践还要考虑病友疾病的严重程度等情况,以及法律相关的情况。

4. 针灸治疗怎么样?

答:目前针灸对强迫症的治疗效果还不算明确。但是针灸可以辅助改善焦虑、抑郁情绪,对一部分强迫症病友的恢复有帮助。

5. 住院和门诊治疗的原理、过程、疗效有何不同?

答:两者大部分的原理是一致的。但是住院达到效果速度会更快一些,因为治疗可以更密集地进行,治疗环境相对地更适合病友,药物可以集中地快速调整等,这些都是住院治疗的优势。

6. 什么样的病友需要住院治疗?

答:病情程度严重,明显影响自我和他人的生活的;病情严重伴有抑郁,可能有自杀风险的;至少2种药物治疗效果不理想的;周围环境无法帮助病友,甚至可能加重强迫症状的;个人意愿想做系统治疗;难治的病例等,这些都可以考虑住院治疗。

7. 手术是最好的治疗方法吗?

答:手术治疗目前没有获得国家适应证批准,所以根本不会被推荐。但是对于非常难治的病友,有部分报道。

8. 电休克治疗能用吗?

答:电休克治疗也不是强迫症的常规治疗方法。一般只用于伴有严重的抑郁情绪和其他很难处理的精神科重症的情况,并且一定要经过医生评估,考虑麻醉、心脏、记忆损害等风险。

9. 信仰宗教(比如佛教)可以治疗强迫症吗?

答:信仰宗教不属于心理治疗的部分,所以对治疗的效果并没有人研究。可以推测的是,有一定信仰的人可以比较容易地渡过危急的状态,可以一定程度地缓解痛苦。

10. 有什么补药可以帮助治疗吗?

答：没有补药可以帮助治疗强迫症状，我们也不建议随意地用补药。

11. 辅助什么饮食可以帮助治疗强迫症呢?

答：目前饮食对强迫症谈不上治疗和康复作用，所以没有特别的，只要是健康饮食就好。

12. 每次医生都说要看病友，病友不去就让家人代说病情可以吗?

答：就诊首先就需要医生和病友面对面地交流，这个过程在医院内一定是要面对面诊疗的。这个过程不仅包括医生听取病友的意见和反馈，也包括病友对病友的观察。这会帮助医生发现很多病友还没有发觉的东西。如果病友实在不能每次都前往，至少也要定期就诊才行，这中间的风险就需要病友个人承担了。

13. 有什么技术可以帮助擦掉强迫的记忆吗?

答：目前没有这样的技术存在，也不要盲目地相信一些所谓的治疗技术，很可能都不过关。

14. 可以强制病友住院吗?

答：首先，强制治疗的定义是违背病友的主观意愿，用强行的手段控制其住院以及药物治疗。一般强迫症被认为是轻型的精神类疾病，也就是说我们认为病友对自己的疾病有一定的认知，对外界有自我的控制力，所以不在被允许强制治疗之列。但是如果强迫症的程度已经达到或可能对自身身体造成损害和生命的威胁，以及可能对他人身体造成损害和生命的威胁时，可以被允许强制治疗。

15. 病友的疾病不严重，会不会就医时因看到别的病友而加重?

答：这种可能性比较小。医院每天都有大量的病友来，重的、轻的都有，发生这种情况的很少。

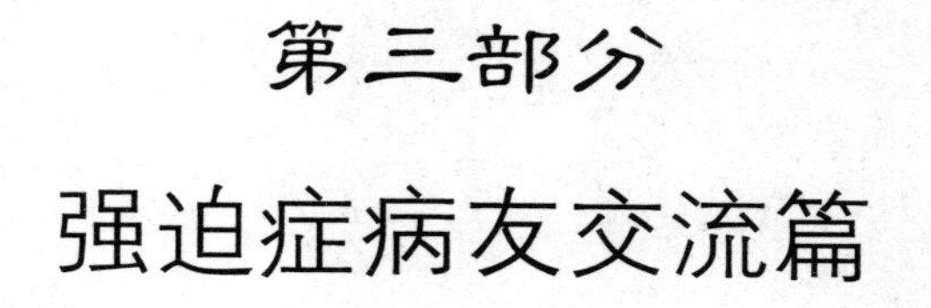

第三部分

强迫症病友交流篇

一、病友关心的问题

1. 症状容易波动怎么应对?

答：在疾病急性期时病情波动是正常现象，这是因为疾病的恢复不是直线型上升的，一般都会有小的波折。所以这时候不要太着急，因为已经在疾病中，调整不会那么快，随着治疗药物的调整和心理治疗的辅助，一般都会慢慢平息下来。而在疾病恢复期的波动，一般和周围环境、自身压力都有关系，所以这时候要靠以往获得的心理经验为主进行调整，减少压力。

2. 总责备自己怎么办?

答：这种“责备”缘于病友缺乏对症状的认识和理解，因为它本身就可能是一种强迫思维，是病友对自己要求过于严格，认为自己可以克服症状。应对的方法：一是积极地调整治疗方案如药物和心理治疗，二是积极地转移注意力，做自己该做的事情。

3. 森田疗法到底是做怎样的活动好?

答：森田疗法的理念是不在乎什么样的活动，关键是在活动中，要全身心地投入进去，更重要的是把心放进去。比如森田疗法中的小故事中讲的浇花，就是要关注如何去照顾花，而不是机械地浇水。

4. “顺其自然”的“自然”是什么意思?

答：带着这个症状，不要太在意，不要太紧张，不要太急于把这个症状压下去，把它消除掉，带着这个症状去做别的事情，去做生活中应该做的事情。

要注意几个容易跑偏的方向：其一是，不要顺着症状的自然，比如说，洗手的时候，一直到我洗够为止；其二是，我就坚决地不想，因为正常的生活是这样的，这样的做法也是错误的。所谓“顺其自然”，简单的理解就是做生活中应该做的事情，把握住大的方向，不要纠缠在小小的症状上。

5. 怎么知道药物有无作用?

答：药物治疗的作用既要看个别症状的改善，也要看病友总体的感觉。强迫症的康复是一个缓慢的过程，就像抽丝一样。当你自己感到向好的方向发展了，就不要总是关注症状，关注是否存在，还有多少等。

6. 强迫症的强迫思维怎么改变呢?

答：强迫思维的改善一个是通过药物治疗来不断地降低程度和数量，另一个是通过积极的行动去转移。强迫思维自己是不会自然消失的，并且越关注越会深陷其中。

7. 强迫症是不是由焦虑引起来的?

答：强迫症状和焦虑症状的关系十分密切，在以往疾病分类归属中，强迫症本身也属于焦虑谱系的疾病。并且在强迫症的治疗中，改善焦虑对强迫症也会有缓解作用。

8. 症状时好时坏，这正常吗? 怎么办?

答：症状的改善直接而迅速，这是医生和病友的期待，但是多半的强迫症治疗是有曲折的直线上升。只要治疗的总趋势在往好的方向发展，这就证明治疗是有效的。另外要及时地做心理治疗来帮助自己，以克服对治疗波动的失望情绪。

9. 强迫症病友的歪曲推理有些什么表现呢?

答：病友最爱说“如果”。如果我没有洗干净手，就会有细菌存在；如果有细菌存在，我就会生病；如果我生病就会很难受……这样的推理方式只是想有这种可能性，或者是在推理这种可能性的大小，但是如果一个一个这样推理下去就会觉得这和真的一样，就会成为困扰自己的问题。病友也会发现这些困扰是自己由一个问题叠加一个问题，再叠加一个问题，以此类推而形成的。事实上，这样的推理最开始听起来是有道理的，但是后面的就会越来越夸张，我们把这样的推理叫作虚构的推理。但是，你会发现每一层推理的目的都不是那么直接，只是一个可能踩着另一个可能，我们就会发现这一串都是一些可能的叠加而已。

10. 强迫的思维可以想完吗?

答：一个病友担心得艾滋病，所以就不停地在各个医院抽血化验。最开始是担心结果错了，以后就担心采血的方式不标准和不严格，后来就担心人家把标本弄混了，再后来就想有人会偷换了……病友承认这些问题都是自己想出来的，但是不想就难受，想要确认每一个细节去完成。其实有些问题是想不明白的，你想完一个会接着再想另一个，无穷尽地想下去。而强迫思维就是这样的。所以当断就要断，要靠行动来终止想法。

11. 该怎样对待强迫症的治疗?

答：其他疾病的治疗只要听从医嘱就可以了。可是心理疾病的治疗最难，不仅需要了解疾病，也需要好的心态，同时还要忍受许多阻挠的力量继续往前走。所以治疗是个过程，是个练习的过程，不是等你坐在那里想通了才去做的，是一个边学边做的过程

12. 好痛苦啊，怎么办?

答：痛苦可以随着时间一点点消失，但是痛苦会随着关注而增加。强迫症的痛苦更容易受到自我的关注和纠结，所以越是痛苦的时候越要行动才行。

13. 想做事情，但是对什么事情都不感兴趣，怎么办?

答：感兴趣而做事情那是最高境界了。通常治病只能是去做你自己该做的事情，分散对强迫症的注意力。如果实在找不到事情，就从最基本的生活做起，当你有了目标，有了自己想做的事情就坚持做下去，而不是坐在那想明白了再行动。森田的理论就是让我们每天都有新的目标，把每一天都作为一个新的开始。

14. 参加病友会有什么好处?

答：每个人战胜疾病都有自己的心得。最可贵的是别人走过的路给你直接的经验，参加病友会就会直接获得这些经验，希望大家少走弯路。所以病友会病友可以和大家交流，听听别人是怎么应付苦难的，同时逐步加深对治疗理论的理解和吸收。另外在病友会病友也会得到互相支持的力量，毕竟不生病的人很难体悟到生病的痛苦，有人理解和支持走下去会更有力量。

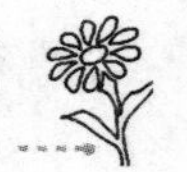

15. 怎么分清什么事该思考，什么事不该思考呢?

答：正常的思考一般都有目的性，并且这个目的也需要有现实性。长期生活下来，思考已经是人的本能之一了。病友纠结在什么该思考，什么不该思考，听起来很像强迫症的症状。建议病友当搞不清楚的时候就先做其他事情，行动之后再确定。

16. 森田理论中的神经质的人需要长期或终生服药吗?

答：神经质是森田疗法描述的一种性格特点，神经症的病友基本上都具有这个特点。但是这些和吃药的时间长短并没有关系。是否需要长期甚至终生服药具体要根据疾病的严重程度、治疗历史等很多因素决定。

17. 压缩强迫症状花费的时间对吗?

答：对，需要使用主观的力量去积极地压缩强迫症状的时间，这样可以最大限度地减少强迫症对病友社会功能的影响。但是这个压缩，也需要技巧和训练，行为治疗就是类似的训练。要记得不要操之过急，跨度不要太大。

18. 强迫症像是一种坏习惯吗?

答：强迫症的后期有一部分症状会形成惯性，好像就成了个人的习惯。这是因为人们的思维一旦形成这样的规律后，就会不自觉地去运用它，也就是形成了一定的定式。比如说，我们做某些事情会先去想，想的过程中就会出现害怕，怕就会担心，越担心就越怕，越怕就会越想，但是想的内容却是一些没有必要、没有意义的，或者是意义根本不大，而且一想起来便停不下来。这个定式是个病理性的机制，所以要积极地打破这个

“坏习惯”。

19. “包好”“去根”可不可能?

答：什么叫“包好”？什么叫“去根”？一听就有点江湖味道，有点像小贩沿街叫卖一样，哪能可信呢。很多“医托”都会用这样的词，因为这最能满足病友治病的急切心理，而正规医院总是要遵循医疗的经验和规律。

20. 觉得自己无用怎么办?

答：这是一个心态的问题，也可能是情绪的问题。我们建议大家除了正规治疗之外，也要利用一些小技巧来帮助自己。比如可以利用家人和朋友的带动；可以制订一个计划，这样具体化一点，每天都知道自己要干什么，就不会茫然，在行动中逐渐增强自己的自信心；可以加入一个群体，一起活动；可以向病友或医生求助，获得指导意见。

21. 强迫行为可以转移出去，但是强迫思维却转移不出去，怎么办?

答：这就更要用行动，用行动来转移你的强迫思维，用行动去转变性格。行动是唯一的方法，虽然前期的心理治疗运用不同的方法让病友达到理解和领悟，但是最终都是通过行动的方式达到转移的。

22. 有了强迫的症状，就不想去行动了，该怎么办呢?

答：是病就会有痛苦，否则就不是病了，所以去除痛苦需要一个漫长的过程，在这个过程中我们找到了快乐，学会了珍惜快乐、留住快乐，让痛苦不再重来。您愿意在病中痛苦呢，还是愿意和病作斗争摆脱痛苦呢？这个问题是关键的，如果您选择了后者，那么就应该毫无借口地行动起来。

23. 害怕脏，不知道掉地上的东西该捡还是不捡呢？

答：我们首先要看到这是个强迫的症状。每个人对脏的定义是不同的，但是大家都会对自己的行为有个大致的估量，所以不会有行动的困难。如果这是个和强迫症有关的症状，我们建议你要去理解真正的行动含义，并不是要求你捡或不捡掉在地上的东西，而是让你去做你自己该做的事情，一点一点把强迫转移出去。什么是你该做的事情呢？比如要上学、工作、外出，以及很多积极有用的行动。

24. 通过药物和心理治疗能恢复到没有得病的状态吗？

答：只要药物应用得当同时配合好的心理治疗，这是有可能的。但是病友一般因为性格的缘故，要求会比较高，总是感觉到与目标之间的差距，而看不到已经取得的进步。所以病友要耐心、积极地治疗，总会达到这样的效果。我们相信每一位病友都会好起来的。

25. 一边工作，一边门诊治疗，能达到治疗的效果吗？

答：强迫症的治疗并不局限于治疗的方式和环境。只要能够领悟透、积极行动，环境和方式只是个配合而已。所以也有看书自我调整好的病友，也有住院治疗好的病友。选择的关键是根据病情的程度来决定，理想的治疗方式是既不耽误治疗，同时又不耽误工作，又能把生活调节得很好。

26. 为什么心理治疗对强迫症有效?

答：无论强迫症还是焦虑症等神经症都有生物学基础，如某种物质缺乏。但是为什么心理治疗会有作用呢？矛盾的心理冲突、过分的谨慎小心、过度的自我关注等都是心理层面的表现，自然需要心理方法辅助。另外，性格特点和一些歪曲的认知都需要心理方面的调整帮助。

27. 什么是自助治疗?

答：自助治疗是指病友之间用互相帮助的方式去治疗。因为疾病痛苦，而医生的数量又少，所以病友之间应该互相借鉴经验，互相鼓励而走过治疗的路。目前发现这样的方式对病友的心理康复帮助非常大。

28. 精神科发展太慢了，有更好的治疗方法吗?

答：确实，在诸多医学学科中，精神科的发展比较慢，主要是因为这个学科是关于大脑的学科，所以也是最难的，并且受到主观、社会等很多方面的影响。我们期待未来有更多、更好的治疗，而目前只能尊重现有的治疗。

29. 想和病友多交流，但是害怕症状被传染，怎么办?

答：这要视病友目前的焦虑程度和情绪状态而定。如果情况允许，可以和病友多交流，并且不是交流症状，而是交流如何克服症状。如果病友目前处于比较敏感的时期，就需要稍微等等再去交流了。

二、病友、家属的治疗经验和专家解析

1. 如何认识焦虑、强迫和自我之间的关系（图 3–1）？

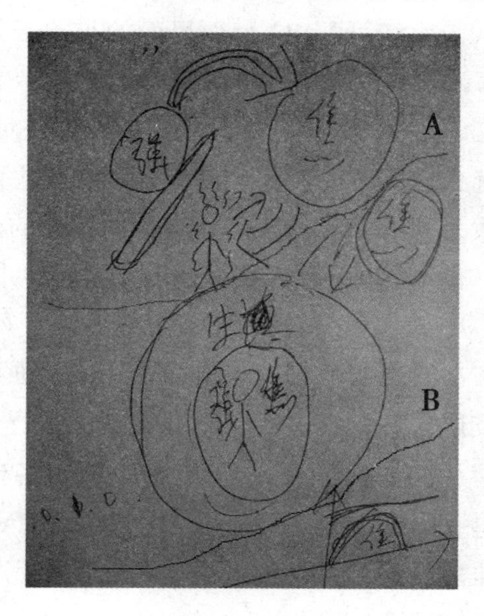

图 3–1　图中除线 A 和线 B 由医生为解释而加，余均是病友所画。线 A 以上的部分是病友入院前的焦虑状态和对本病的认识；线 A 和线 B 之间的部分是病友目前对强迫、焦虑、自我三者的认识，以及将来要达到的状态；线 B 以下是病友用坐标来对比自己入院前后焦虑状态的变化

病友的解释：

关于第一部分（线 A 以上），最下面是我自己，头上面有 4 条曲线，那代表我的焦虑程度，这个焦虑是由强迫带来的，所以我就极力地去克服强迫，但是事与愿违，越克服就越焦虑，越焦虑就越强迫。最后我自己要对付两个问题，即焦虑和强迫，而且强迫成了焦虑的武器，所以我特别难受，不知怎么办。

关于第二部分（线 A 和线 B 之间），里面小圈以外的部分是我现在的情况，我的生活已经拥有了一部分强迫，而且它站在我这边，一起对付焦虑，这样焦虑就不会那么强大，所以程度减轻了（从箭头线可看出）；而里面的小圈子是我将来要达到的状态，那就是我、强迫、焦虑三者共存。

关于第三部分（线 B 以下），我用坐标系来对比我的焦虑，上面的横坐标代表焦虑的时间，纵坐标代表焦虑的程度，最上面的一条横线是我入院前的焦虑状态，而下面的曲线是我现在的焦虑状态，有 4 个时间比较明显，分别是早、中、晚三餐前，睡前。

解析：病友的图非常充分地说明了焦虑、强迫、自我的关系。希望病友能了解，强迫本身就会和焦虑并行，焦虑会产生更多的强迫，强迫也会不断地产生焦虑，因此产生恶性循环。当焦虑和强迫一同控制下来的时候，症状可以和病友一起共存。这样的共存也就达到了治疗的效果。病友在治疗中不要盲目地应对焦虑，有的时候会适得其反。

2. 病友对治疗的感受

病友：我觉得行动改变习惯，习惯成为性格，我自己除了症状改善外，觉得整个人也变得积极了，生活变得有规律了。森田理论可以改变一些不良的习惯和提高个人的素质，所以我觉得不一定有病的人才用森田理论，正常人也可以用森田理论。

解析：森田疗法本身是心理治疗的一种，当然可以适用于所有人，并且森田治疗的最高境界就是改变性格，帮助人获得成长。

3. 病友的成功治疗经验

病友：足够的时间，足够大剂量的SSRI类药物，不要随意换药，有的药物起效慢，一定要等待效果；多读森田疗法的书籍，包括森田正马、高良武久、大原健士郎的书籍；爱好运动，积极锻炼身体；必须回归社会才可以康复。

解析：病友字字珠玑啊，融合了所有的治疗重点，从药物到心理，到回归社会。

4. 病友对自信的理解

病友：自信，何尝不是自己对人生的苦苦领悟，也是焦虑、强迫到从容、自然、勇于面对的过程。高质量的人生其实都是走出了焦虑、强迫和抑郁的人生，是不思前不顾后、活在当下的人生，是享受生命本真的人生，是驱除蒙蔽生命污垢的人生。

解析：是啊，病友自信的恢复是多么不容易，但是一旦获得又是多么美丽。其实其他健康的人生的自信又何尝不是经历了坎坷而一步步地达到的呢？所以积极地面对和行动吧，自信在等着我们。

5. 病友对强迫思维的理解

病友：对于强迫思维的来与去，我们可以好好地领悟一下苏东坡的这首《定风波》：

莫听穿林打叶声，何妨吟啸且徐行。
竹杖芒鞋轻胜马，谁怕？一蓑烟雨任平生。
料峭春风吹酒醒，微冷，山头斜照却相迎。
回首向来萧瑟处，归去，也无风雨也无晴。

这是苏东坡和朋友一起去野外游玩，因自己的雨具被别人拿走了而被淋之后写的一首词。纵观全词，一种醒醉全无、无喜无悲、胜败两忘的人生哲学和处世态度呈现在读者面前。读罢全词，人生的沉浮、情感的忧乐，在我们的理念中自会有一番全新的体悟。

下面我谈谈它和强迫症治疗之间的关系。第一句的“穿林打叶声”就相当于我们的强迫观念，那么对这些强迫观念应该采取什么态度呢？两个字“莫听”，这不是否认也不是回避，穿林打叶声是真实存在的，我们的强迫观念也是真实存在的，我们对于这些强迫观念需要做的就是不理会、不问，就是“莫听”。莫听之后，我们该怎么做呢？“何妨吟啸且徐行”，就是为所当为，该做什么就继续做什么啊。“徐行”的“徐”字大家需要好好理解一下，如果不下雨的话，道路也不泥泞，走起路来会快些，现在下雨了，你还想着像没下雨那样走路那是会摔跤的，所以下雨了就要慢慢地走了，就是徐行。同样，没有出现强迫观念的时候，我们做事效率可能会很高，当强迫观念出现的时候，我们做事的效率势必会受到影响，这个时候我们要有“何妨徐行”的心态——影响就影响一点吧，能做到什么程度就算什么程度吧！“竹杖芒鞋轻胜马，谁怕？一蓑烟雨任平生。”这名告诉我们对强迫症不必如此恐惧，要藐视它，我们不能被自己想象的念头所吓倒，如果我们能不怕强迫症了，那我们的问题就好了一半。不怕了，预期性焦虑也就没有了。我们越是怕它，它就越会出来捣乱。“山头斜照却相迎”，说明雨过天晴了，就是说我们的强迫观念已经过去了，过去了就过去了，不必缠绕。“回首向来萧瑟处，归去，也无风雨也无晴。”刚才下雨了吗？下雨了。刚才天晴了吗？天晴了。但作者却说，“也无风雨也无晴”。对强迫观念也该如此，刚才强迫了吗？强迫了。现在过去了吗？过去了。但这还没有达到“也无风雨也无晴”的境界，而应该是，刚才没有强迫，现在也没有过去，一切都是心念的流动，本没有什么强迫与不强迫之说，也就是无所住心了，只要做到了无所住心，一切强迫也就不存在了。

解析：很感谢这位病友把古代诗词和森田疗法结合在一起，做了如此完美的解释，我深感受教。

6. 病友对治疗过程的理解

病友：为啥要不快乐？就算是真的得病了，我们最多只需要花一两年的时间去治疗。疾病治疗只占据了人生中很短暂的时间。

解析：人性中有很多完美的成分，每个人对人生都有很多期待，病友看到了未来，就会有动力。

7. 病友的治疗体会

病友：依赖他人永远是错的，他人总会比你早走，在不跌倒的前提下，你必须自己走。你所做的是如何不跌倒，这是你必须做到的。

解析：谢谢病友，治疗就必须要靠自己，医生也只是个辅助。每次的治疗不仅仅是为了这次的康复，更是为了下次的预防。

8. 病友如何应对强迫思维

病友：强迫想法来了，想就想了，也不要刻意去管它，该做啥事还是做，尽量不要去影响情绪，也不要停下手头的工作和事去想，就是要自己找事去做。

解析：这就是森田疗法的“顺其自然”啊，不纠结于想和不想，而是尽力前行。

9. 病友对行动的理解

病友：特别是要找个自己喜欢的事去做，把注意力转移，比如去学一种运动或舞蹈，或去参加一个唱歌比赛，或是和朋友出去旅游。反正找些事使自己忙起来。

解析：行动可以是任何行为，关键是要积极和可为。

10. 病友对强迫疾病的理解

病友：说白了，这就是病，生理基础出问题才导致思想、心理出偏差。思想和心理都是大脑发出来的信号，所以是大脑病变了。一般心理问题称不上病，自己调节或者一般的心理医生都能解决，但是中度以上的强迫的确叫病。

解析：病友的说法虽然不是医学标准的解释，但是从普通直白的语言最大限度地解释了强迫症的疾病特点。它是有生理性的基础，也有心理性的成分参与的一个疾病。

11. 病友对生活的理解

病友：吃好喝好，没事多去运动运动，比如爬爬山、旅旅游。不要刻意去想一些事情，就像强迫症QQ群群主闫俊大夫的网名——努力发现生活，发现生活中的点点滴滴，感受亲情、友情、生活的乐趣。

解析：感谢病友对生活有了这样好的诠释，也感谢对笔者的QQ群名的理解。生活就是努力去发现，要发现其中的内涵，找到自己的目标和追求，而不是沉迷于过去和痛苦。

12. 病友对外界事物的理解

病友：换一种角度看问题，你会有另一番心情。

解析：这是很精辟的一句话。对待事物关键就要看认识问题的角度。认识的角度决定了人的情绪和行为。

13. 病友对治疗的理解

病友：药物可以缓解神经症症状和焦虑情绪。我感觉要真正解决问题还是在一段安全和支持性的专业关系里，人格能得到理解和成长。

解析：把心理治疗和药物治疗的分别作用和互相融合说得一清二楚。应该说，人格的成长更重要。

14. 病友对待疾病的态度 1

病友：过去的已经过去，未来谁也不知道，只有活在当下。努力了不知道是啥结果，但是不努力肯定不会有好的结果。不经历磨难和各种治疗是很难领悟的。

解析：这是对森田疗法的最好诠释。活在当下，接受疾病，积极治疗。

15. 病友对待疾病的态度 2

病友：管它什么病，能治好，能回归社会就行。

解析：对治疗目标很精辟的一句话。很多病友纠缠在是什么病上，害怕别人戴着有色眼镜看自己。其实首先自己就戴上了有色眼镜看待自己和疾病。大家生来对疾病都没有选择的机会，都只能是接受。所以把目标放在回归社会，做个社会正常人是最切合实际的目标。

16. 病友对待治疗的态度

病友：不能把重心全放在治疗上，应该全放在生活上。

解析：生活是人的本位，治疗疾病只是为生活服务而已。但是病友因为疾病而忽略生活，这无形中是在加重疾病。所以生活本位是强迫症康复很重要的态度。

17. 病友对治疗过程的体悟

病友：医生的作用只是引导，主要还得自己救自己。

解析：这是对医患合作的最好的诠释。强迫症的治疗医生只是在辅助和辅导，真正需要努力的是病友，要靠病友的行动才能达到治疗的目的。

18. 病友对治疗的自我暗示方法

病友：我每天都告诉自己，①我就是正常人。②出现强迫的想法时，我就告诉自己那是强迫，不是我本身。③原来我不敢做的，我要用“我能做”来代替。

解析：这是病友对认知行为疗法的一个精辟总结。首先把自己排除在病态之外，然后学习区别强迫和自己的真实想法，最后能积极地行动。希望病友们多多参照。

19. 病友对多和外界交往的理解

病友：因为生病，感觉总是活在自己的世界里，不肯改变现状，不能适应其他环境，不想走出去。但是当你坚持做下去，慢慢和人、外界接触了，你就会逐渐感受到美的东西，把这些东西和周围朋友分享，慢慢地你觉得阳光真好、空气真好，一切都美好起来，你自己也就美好起来了，而你的病也在不知不觉中好起来了。

解析：近朱者赤，当然一个好的环境对疾病的恢复是有很大影响力的，尤其当自己很困惑的时候。所以一定不要停下脚步，跟着一个好的环境重新感受生活。

20. 病友对治疗失败的总结

病友：我失败的原因有以下几点。①没坚持长期服药，3个月就停了。②数年强迫症，时间太长。③工作和家庭环境不是很好。④去看大夫时没有把所有的秘密都说出来，纠结和困惑没有完全地表达出来。⑤医生没有给予足够的心理治疗。

解析：每个病友的失败都会有很多可能，所以学会自己去分析失败的原因，也和医生一起去分析，争取取得下一次治疗的机会。

21. 病友对患病和死亡的观点

病友：谁能永远不患病和不死亡啊！父母、亲人、朋友，还有医生，谁能永恒？生老病死就是人生的主旋律。所以什么都不要想，当什么都放下了，病自然也就好了。

解析：顺其自然的心态，突破生的欲望和死的恐怖，都是积极地调整自己。

22. 家属对病友的观点

家属：在心里把他（她）当成病人，在生活上把他（她）当成正常人，对他（她）要宽容。

解析：是的。把他（她）当成病人，是因为很多症状他（她）还会有，无法一下子消除，不得不在某些地方包容和退让；把他（她）当成正常人，是因为需要提供行动的机会让他（她）积极地前行，让他（她）发挥出生活的潜力。

23. 家属在治疗中获得的心得

家属：我孩子症状最严重的时候就尖叫、哭闹，因为孩子不确定自己做的对不对，每当看到他这样我会非常紧张和害怕，说话都没有底气。现在陪着孩子治疗疾病，我逐渐地了解了强迫症状，也了解了孩子的病症后，我自己反思，改变自己的态度，从他的角度出发想问题，让他有心理支持。

解析：感谢家属能这样理解病友。强迫症状的特殊性和疾病知识的不普及给孩子和家人都带来很大的压力。所以积极地治疗，一同理解疾病，在治疗过程中会获得更好的效果。

24. 病友对行动的理解

病友：没有做到和做不到的问题，只有做和不做的问题。

解析：行动只分做和不做，只有行动的结果才是做到和做不到。按照行动的规律，事情不可能一下子就做得到，都是在不断做的过程中逐渐达到的。所以先要想做与不做，不要先想做到、做不到。

25. 病友后悔的就医经历

病友：我之前没有意识到这是强迫症，到现在严重了，才知道是强迫症。我想着去治疗，但是又怕药物副作用很大，想着过段时间调节调节就好了，但是现在越来越严重。

解析：相信这是很多病友的后悔的经历。强迫症最开始因为没有受到重视，讳疾忌医的病友不少，而后因为害怕药物的

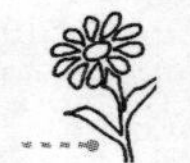

副作用而不敢治疗的也不少。无论如何，对待疾病要认真，要和医生一起商议。

26. 病友对药物和心理治疗的评价

病友：我感觉心理治疗和药物治疗对强迫症病友的重要性并不相等，它们不是那种共同促进的关系。在急性期药物治疗是必要的，待症状缓解后心理治疗的重要性渐渐突显出来，心理治疗可以帮助慢慢减药甚至停药。不要只是吃药，忽视心理调整。

解析：病友对药物治疗和心理治疗如何去配合，分析得非常精辟。每个病友的组合时间要根据病情而定。

27. 病友对自我努力的理解

病友：心好像一扇厚重的城堡之门，没有外面的锁，只有里面的闩，别人在外面怎么使劲地踹，不如里面自己轻轻一拨。所以，真正能拯救自己的，还是自己！

解析：很多病友都把治疗寄托在医生上了，这是不时的。上面的说法才是真正的体悟，治疗心理疾病必须要以个人的努力为基础。

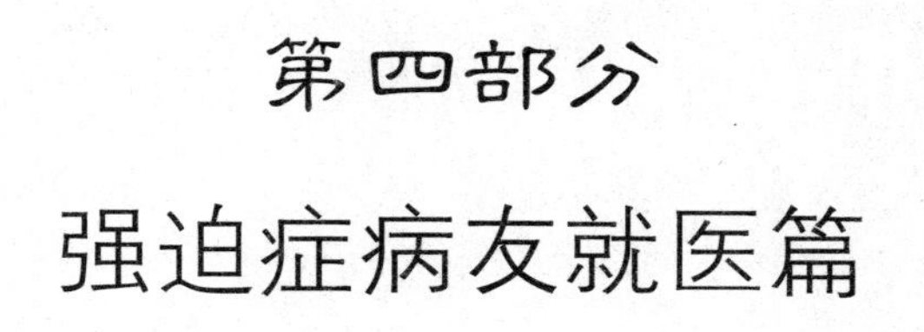

第四部分

强迫症病友就医篇

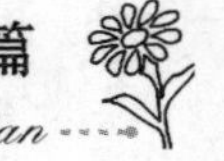

1. 得了强迫症多长时间看一次病合适?

答：强迫症的就诊需要贯穿诊断、治疗、康复的全过程。所以在不同的过程中目标不一致，所需要的时间也不一致。因个体的病情不同时间不是很好统一。一般我们建议初期 1 ~ 2 周一次，稳定期 1 个月左右一次。

2. 每次医生看病时间那么短，是不是没有必要去?

答：每次就诊的主要目的可能会不太相同。但是在一系列的诊疗过程中需要完成很多方面的评估。这涉及诊断、治疗决定、效果评价、康复等方面。需要评估患者的诊断是否有更改，合并的躯体和其他心理疾病的影响，对治疗的要求有无变化，是否适合某治疗，治疗是否有效，是否需要调整治疗，某种治疗可能带来的不良反应和影响，以及病友可能的预后等。虽然每次几分钟，但是长期下来就是一个系列的过程，所以病友一定要坚持就诊。

3. 医生要怎么了解症状?

答：强迫症状多种多样，并且不同时间段的表现会有所不同，所以医生会具体记录现在和过去的症状表现，记录症状多样性和症状群；每个症状还要记录每天花费的时间以及设法摆脱强迫的努力程度及抵抗行为，以及最终的效果等；还需要记录因强迫症状而主动回避的问题或情境；同时记录在工作、家庭和社会关系方面的影响，以及对情绪的影响等。所以在很多次的诊疗中这些都会不断地完善。

4. 怎样知道自己是否有强迫症的倾向?

答:(1)过于专注于细节、规则、条目、秩序、结构或日程，以至于纠结于此，反倒忽略了活动的主要方面。

(2)做事要求完美，以至于完成任务困难。

(3)过分地献身于工作和追求成效，以至于顾不上业余活动和与朋友交往。

(4)对道德、伦理或价值观念等事情过于认真、审慎和固执。

(5)不愿意丢弃用坏或已无价值的物品，即使这些物品已无任何纪念价值。

(6)不信任其他任何人，除非他们精确地按照自己的方式行事。

以上特点都是一些强迫症病友常共有的。

5. 帮助筛选症状的问题有哪些?

答:以下是几个简单的筛选问题，不是诊断，可作为简单的借鉴。

(1)你是否有很难摆脱的不愉快想法?

(2)你是否担心自己会冲动地伤害他人?

(3)你是否需要一遍遍地数数、洗手或检查物品?

(4)你是否担心自己的某些关于宗教的想法是不正确或是不道德的?

(5)你是否在一些关于性的想法方面有困扰?

(6)你是否需要做事情强调对称或严格的次序?

(7)你的房间是否很凌乱?

(8)这些忧虑和行为是否已经干扰到工作、家庭或社会活动？

如果以上问题中您有2个以上的感觉有问题，并且在第8条中感觉已经影响到生活，建议就去门诊咨询一下。

6. 网上有些医院说自己的治疗效果很好，可以去吗？

答：网络是个好媒介，但是也是个很难辨别真假的东西。所以病友就诊前一定要去查找医院的资质和相关的批准信息。国家正规的医院一定会注册和归属于某些单位。注意不要上了“医托”的当。

7. 感觉孩子有问题，该去哪里的医院看？

答：感觉有问题，就一定要正规就诊以确定问题的性质。我们建议首选的是公立三级甲等医院的精神心理科和公立的精神心理专科医院。这是因为：公立医院是以国家的名义开办的，三甲是医院级别中最高的，专科医生看专科的病自然是最专业的。

8. 是否一定要去北京就诊？

答：一般好的医疗条件都集中在北京和上海。但是我们不建议有问题马上奔北京，建议先在当地看，如果是很典型的病例当地就可以解决，如果是疑难的或者罕见的案例，建议及早到北京就诊。

9. 孩子是否能看成人精神心理科？

答：大型的专科医院，一般划分专业会更细，会有更多的疾病分类或年龄的分类门诊，这时就诊就需要看相应的分类门诊；但是小的专科医院，分类不会那么细致，这时可以先就诊，之后听医生建议。

10. 哪家医院能保证治好强迫症?

答：这个问法不科学。哪个医院都不能保证一定治疗好疾病，因为统一都叫强迫症，但是每位病友的疾病程度、疾病表现、预后都非常不一致，很难一概而论，并且治疗疾病要结合个体的反应而决定治疗效果。所以正规医院不会去做口头的保证，只有医患一起努力才能看到好的效果。

11. 强迫症早治疗好，还是晚治疗好?

答：强迫症亦应遵循早发现、早治疗的原则。一旦发现就一定尽早去做治疗。治疗不一定都是药物治疗，重点是心理治疗，要学习如何应对强迫症状，学习了解强迫症的心理机制等。

12. 哪种治疗好得更快?

答：治疗的快慢实际上和病情的程度是有关系的，也和个人的体质和条件有关。相对而言，药物治疗的效果能较快显现，心理治疗的效果要慢一些。但是凡事不绝对，治疗除了快之外，还需要从长远的角度来评估治疗的利弊才行。

13. 是否有确诊强迫症的仪器?

答：很遗憾，目前强迫症还需要靠病史的询问、面诊做精神检查、系统评估行为表现、心理量表的测查等来做诊断，目前还没有可以直接确诊强迫症的仪器。

14. 是否有治疗强迫症的仪器?

答：很遗憾，批准专门治疗强迫症的仪器目前同样没有，但是有一些辅助的音乐治疗、生物反馈治疗等仪器有辅助治疗强迫症的效果，但是具体是否适合，需要经过医生评估。

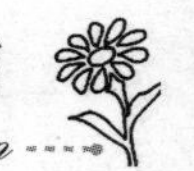

15. 部分精神科医生只开药，部分心理咨询师只做心理治疗，怎么办？

答：每个医生的资质不同，所以可以做的诊疗项目不同。另外，每个医生的专业不同，所以治疗的疾病范围和手段医生自己也会有选择。我们很理解大家在找医生时的困难。一般建议首先在精神专科找可以同时进行心理治疗和药物调整的医生，这样可以结合药物和心理治疗。如果当地没有这样的资源，只能心理和药物治疗分别找不同的医生去实施。毕竟现在心理治疗在大多数的地方资源都不多，所以大家也要增加自己学习的机会。

16. 挂不到号怎么办？

答：挂号之前最好登录医院的网站看一些相关的介绍，这些都是公开的信息。另外各大医院现在都已建立了预约挂号制度，一般提前预约都可以。公立医院的普通号一般都是不限量的，所以在挂不到专家号的时候可以先挂普通号进行诊疗。不要因为挂不到专家号而耽误疾病的诊治。

17. 看过一个医生，但是出现药物反应，是否该更换医生？

答：治疗最好能在一到两个医生之间进行，频繁地换医生会导致就医的很多细节化东西都要重新开始，浪费时间和资源。另外始终和几个医生一起，大家彼此熟悉病情，不需要重复的介绍，也可以很好地交流，会更好地判定整个病情的走向和康复。

18. 心理疗法太复杂，种类又多，合格的咨询师又少，咨询费用又高，怎么办呢?

答：我们很理解病友的困扰，目前心理治疗在多数医院中还是稀缺的，这是国家的现状。病友只能结合各自的地域、经济条件、个人的素质去选择相对适合的条件和医生。如果经济条件不足，首选公立医院的心理治疗师。如果经济条件好，不受地域的远近影响就可选择更好的治疗机会。合适的心理治疗方法，也需要事先看些书籍去了解一些，看自己更理解哪个方式和方法。

19. 药物可以在网上购买吗?

答：绝大多数的精神心理药物都是处方药，必须要经过医生诊疗后开具处方购买。所以我们不建议病友在网上购买，一个是药物是否正规无法保证，另一个是没有经过医生的诊疗，如何来保证药物的安全呢。

20. 报纸上报道了很多的新治疗方法，可信吗?

答：新治疗方法的审批是必须要经过国家相关部门认可和批准的，并不是随意创立就可以应用到临床并广泛使用的。使用一些新的治疗方法前，一定要查找到批准的文件和批号，并且还要找正规的医疗书籍去参考。

21. 找到最好的大夫，就可以治好吗?

答：治疗好一个疾病有很多方面因素的影响，比如疾病本身的情况、病友个体的条件等。所以好大夫只是其中的一个因素而已。而且，同样一种疾病，发生在不同病友的身上，治疗效

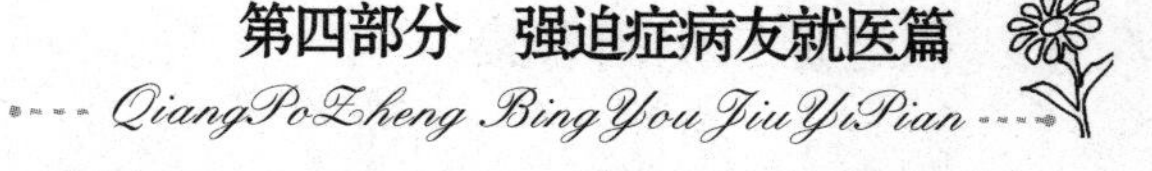

果也有可能是不一样的。感冒和急性阑尾炎这些简单的疾病同样也有治不好的案例。医学确实有很多无奈。

22. 找什么样的大夫好?

答：好大夫当然应该是临床经验丰富，对疾病有专长的，但是也要看医生和病友之间的合作。所以找到适合自己的大夫是最重要的，毕竟心理治疗需要很多的个人之间的相处。

23. 医生之间为什么说法有时候不统一?

答：医学是一门还不是完全确定的科学，需要融合之前他人和个人的经验，以及真正的医学试验和医学文献，还有循证经验。所以有些知识是完全确定的，而有些则目前还不完全明确。这是医学的发展还不够先进，大家也要多理解。病友可以多看几个医生一起去分析。

24. 强迫症病友到底该看哪个科?

答：强迫症一般需要看精神科和心理科。具体哪个科要看当地医院的部门设置。比如在三甲的精神专科医院，医院的医生专业分工非常细致，需要挑选符合强迫症专业的医生。如果当地是三甲综合医院，需要看医院内的精神科或心理科。我们建议优先看精神科，因为精神科医生有使用各种药物和推荐各种治疗的优势。而心理科医生有可能没有开药的资质。

25. 儿童应该看哪个科?

答：18 岁以下的孩子和青少年如果在三级甲等的精神专科医院看，可以优先看儿童精神科和儿童心理科。如果当地医疗条件不足，可以先看精神专科，看当地的医院设置而定。精神科中带有儿科专业的很少，儿科专业看强迫症的也很少，所以可能需要去更高一点的医疗机构就诊。

26. 治疗这个病大概要花多少钱呀？

答：这个问题很难有统一的答案，因为各自的病情和需要的治疗不同。一般在头几个月如果是住院集中治疗，一般要几万元。具体要看用的什么级别的药物和心理治疗。而后期主要是长期的维持治疗，更是各不相同。

27. 这个病需要长期治疗吗？

答：因为每个病友的病情不同，所以是否要长期治疗很难回答。但是病友要有长期治疗的心态，这样反倒轻松和简单。很多后期的治疗是不会花掉太多的时间和金钱的。

28. 医院里的心理咨询不是很贵，但是为什么找到好医生很难呢？

答：公立医院的定价是国家统一制定的，并且至今数年都没有调整过，所以价格很低廉。好医生难找是因为，公立医院的任务太重，心理治疗费时费力，并且收入不高，所以想做的人就非常少了。但是病友也不应放弃，要积极寻找机会啊。

29. 公立医院和私立医院哪里治疗好？

答：如果是正规的医院，无论公立和私立都会有好的医生，也都会按照正规的方式去治疗。一般公立医院的优势是患者多，医生的经验丰富，而私立医院是可以提供更好的环境和服务。

30. 精神专科医院和综合医院的精神心理科有什么区别?

答：精神专科医院是专门以精神科和心理科为医疗范围的医院，所以这类医院总体来讲是一个科，但是会有很多亚专业的设置，比如老年精神科、儿童精神科、临床心理科等，并且专家的数量会比较多，专家的专业划分也会比较细。而综合医院的精神心理科，就是大医院内的一个小科室，通常医生会较少，医生的专业划分就不会太明显。

31. 病友就医前要做哪些准备?

答：病友就医并不是等着医生给诊断，要想充分地利用好时间，获得更大的交流机会，最好是做好就医准备。这些准备都可以给医生最好的提示去判断和分析疾病。

这里尝试按照医生的病历格式告诉大家一个整体的资料需要什么，这些资料需要医生在一个长期的治疗阶段中分步骤去采集。

（1）现病史：包括发病年龄、发病诱因（了解当时的个人背景、心理和社会因素等）、不同阶段的症状内容变化、严重程度等。

（2）治疗史：曾经经历的住院治疗、既往治疗和当前的治疗（包括各类药物的详细剂量、使用时间、获得的疗效和不良反应），以及心理治疗（包括心理治疗的种类、程度和效果）。

（3）既往史：目前身体的各类状况、相关住院治疗史、头部创伤史、意识丧失、癫痫发作史等。同时记录躯体或心理症状的发作和严重程度，因为其可能会和药物治疗的不良反应混淆。

（4）其他疾病史：①抑郁障碍，了解与自杀观念、行为之间的联系。②双相情感障碍及家族史判定是否有诱发轻躁狂或躁狂的风险十分重要。③惊恐障碍、抽动障碍、冲动控制障碍、进食障碍、物质滥用及物质依赖史、注意缺陷多动障碍会使治疗方案变得复杂。

（5）心理社会因素：个人史、社会心理支持资源、潜在心理压力源、受教育和工作情况，对学术和职业成就、家庭关系、社会关系、性关系的妨碍，医患关系、社会或自然环境以及既往治疗中的影响。

（6）其他：治疗费用、保险范围和交通等实际问题。

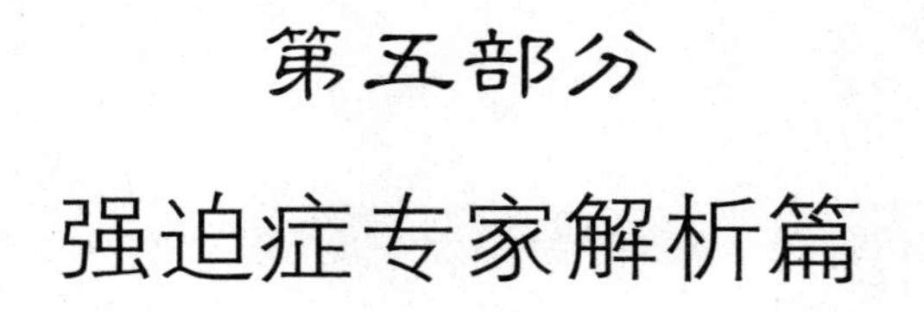

第五部分

强迫症专家解析篇

1. 读书的时候总被功利化的想法纠缠……

病友：读书的时候总被功利化想法纠缠，总要为了一定的目的才去读书，想记住所有的东西，结果读书的乐趣被冲淡了，该怎么办？

答：首先，要放下功利的想法，虽然可能成了习惯，但是要不断地暗示和提醒自己可以做得到；其次，不断地坚持看书和磨合，不要因为一时达不到而放弃；再次，快乐需要时间的累积和看到成功的地方，所以要经常总结自己。

2. 学习的时候总是感觉要用余光去注意周围的事物……

病友：学习的时候总是感觉只要用余光注意了周围的人或物品，之后就会将余光一直停留在那儿，用力移动眼睛，但是余光还是会停留在那里，很影响生活，该怎么办？

答：余光属于正常的现象，但是过度关注是最主要的问题。所以余光的解决，不是解决余光看哪里和看什么的问题，而是要解决过分关注的问题，所以不断地转移注意力是很必要的。

3. 最近聊天的时候一提到某人的名字……

病友：最近聊天的时候一提到某人的名字，就会想那个人会不会有事情，我有没有在最后见面的时候伤害他。怎样才能减少这种回忆？

答：这个现象不是一般的回忆过程，而是个强迫的症状，所以它的应对要和应对强迫症状采用同一个策略。不要着急压制，否则会引起反弹，应采用共存的方式，慢慢地消除。

4. 如何改善容易波动的情绪？

病友：情绪容易波动，如碰到小事情一会儿高兴，一会儿又不高兴，怎么办?

答：遇到事情容易情绪波动，一般和个人对事情的认识有关，所以提高自我的认识，增加对情绪的应对能力才是真正的方法，还要学习控制情绪的方法。

5. 想不出来要改变什么……

病友：想不出来要改变什么，大脑一片空白，怎么办?

答：如果实在不知道要改变什么，可以和医生、家人一起商议，大家作评估看从何处着手去设计需要更改的地方。

6. 作为学生，"为所当为"就是要学习……

病友：作为学生，"为所当为"就是要学习，可是在学习的时候就会出现强迫症状，就是说"为所当为"中就有强迫的对象，该怎么办?

答："为所当为"强调的是做该做的事情，是做，但是并没有强调结果一定是没有强迫，所以我们建议病友先不要着急结果，先做。

7. 关心自己是否能确定一件事情……

病友：关心自己是否能确定一件事情，总是对过去的事物有不确定的感觉。

答：不确定感觉是强迫症的一种心理机制。因为不确定感觉强烈，所以总是想靠反复的动作和思维去确定，结果越确定越糟糕。所以病友需要接受不确定的感觉，了解强迫的心理涵义。

8. 看到书上和网上有很多病例，我很容易受暗示……

病友：看到书上和网上有很多病例，里面有人有各种各样的强迫症状，我好像很容易受到暗示，看一个就觉得自己也有一个类似的症状，该怎么办？

答：如果您很敏感，建议先不要着急去看书和查询网络，以免产生不良的效应。最好的方式是找一名您信任的医生去交流，尝试获得最正规和准确的消息。

9. 不知道应该怎么来治这个病……

病友：不知道应该怎么来治这个病了，对吃药不认可，心理治疗又觉得没有用，咨询过好多医生，更是意见不同，该怎么办？

答：治病不是自己觉得如何和有用的，毕竟自己并不了解医学和相关疾病，我们建议病友多和医生一起磨合。因为很多效果不是一下子或者几天就可以看出来的。另外很多医生看过的话，那么一定会有一些共同的意见可以总结和采纳的。

10. 反复挥动右手是强迫症状吗？

病友：总想反复将右手向后挥动，控制不住。之所以这么挥手，是要把“晦气”挥掉，这样就可以有更好的未来和人生，如果不这么做，就担心自己的未来会被自己毁掉。所以每天都要做，并且还逐步地发展出规律来，要按照某个方式和步骤去做，这样人生的结果会更好。自己也知道这样做很牵强，但是感觉很有必要。

答：这是一种强迫行为，有强迫性仪式化动作的特点。我们能感觉到病友存在一些焦虑，担心未来受到影响，而这些动作和行为无非是为了能够避免心理的担心，平衡自己而已。病友能承认观念牵强，说明对这个想法有一定的自知力。所以要积极地就诊治疗强迫症。

11. 走路必须沿地板上的线条走……

病友：走路必须沿地板上的线条走，走不好就要重复地走。对走好的要求是一定要走在线上，要不就会不舒服，说不出来如果不做，会有怎样的后果，但是就是感觉心里会难受。也能在紧急的时候不去重复走，但是如果没有事情就会反复地去想和做这些，自我控制比较困难。不是受到其他事情的影响或要求而做的。

答：反复出现，自我控制不能，是自主的行为，不做就会出现焦虑的情绪，虽然对此没有太多心理性的解释，但都符合强迫症状的表现。我们建议病友积极地就诊治疗强迫症。

12. 反复问奇怪的问题和自言自语……

家属：我的孩子反复地要思考以下这些问题："我会不会不是爸妈亲生的？""如果汽车压过自己的脑袋，脑袋会被压扁吗？""人穿衣服是为了什么？可不可以不穿？"孩子在家反复自言自语这些问题。后来孩子解释，自己也知道不应该想这些奇怪的、莫名其妙的问题，对自己没有任何的意义，但是就是控制不住，不得不去反复想，有时候还要自己问自己，还要大声对自己说"好了，可以了"来帮助中断这些想法和问题。

答：反复地、不情愿地纠结于一些毫无意义的问题，这个症状属于强迫性穷思竭虑的症状，而后面的自语只是一个自己主观的对强迫症状终止的办法，这和精神分裂症的自语不同。

13. 我恨死疾病了，要是没有它，我会如何如何……

病友：我恨死疾病了，要是没有它，我会有很多美好的未来，如果没有它，我早就考上大学了，挣钱也多……

答：我们能理解，这是种非常无奈的感觉。如果没有疾病，每个人的人生都会重新改写。所以这是抱怨、后悔、无奈的复杂情绪。可是这些都改变不了什么，来了就要接受，只有接受才能开始下一步的生活。

14. 怎么也想不明白，怎么办？

病友：我要出差，出门后就想水管是否关上了，反复检查，最后火车没有赶上，心情很差。我每天早上症状就重，一起来就不停地想事情，怎么也想不明白，怎么办？

答：这个问题既然如此地困扰着你自己，而且越想越不明白，越纠缠越不明白，那么想明白已经成为不可能的事情。那么，不妨试一试接纳这种想不清楚的感觉，同时行动起来，做生活中有意义、需要你做的事情。我们能做什么就做什么，从现实做起，从我做起，在行动中治疗疾病，而不是想明白了才去做。得病、得什么病都是我们不能选择的，所以我们在接纳自己的同时接纳疾病，行动起来积极治疗才是当务之急。

15. 症状反复的时候在楼上一坐一两天，一直在想……

病友：症状反复的时候在楼上一坐一两天，一直在想，“我该怎么好起来，我该怎么办”，该如何处理？

答：首先应认识到那是强迫症状，然后学会转移注意力，求助于他人，放松自己的心情。最主要是要行动，否则很难改变。需要一定的时间来增加自己的信心。

16. 总是难以控制地上网去查各个政治人物的背景，怎样才能克服?

答：你要学会挤占空间和时间，学着让别的事情安排进来，再把你现在的事情挤走。不能说先把你现在的事情弄走了，再让别的事情进来。如：你规定上网时间，再把时间都安排做你要做的事情，那你还有时间去查那些人物吗？这样搁置久了你不就克服了？

17. 总是反复洗手，洗澡时间长，总是觉得不干净，怎样才能克服?

答：什么都不想，爱做什么就做什么；慢慢压缩洗手、洗澡的时间；转移注意力；请家人帮忙督促。

18. 每次做完事，总不相信是否做了，该怎样克服?

答：对做过的事做个记录，如在心里默念，“这事我已经做了”，或者书写下来、做个记号等来帮助加强记忆，然后拖延处理的时间，当你回忆的时候你对自己强调已经做了。

19. 还是不敢触碰任何物件，如何才能迈出这一步?

答：要一步一步来，迈出第一步前的焦虑是必须忍受的，可以请求他人帮助。不要想着一下子就能和正常人一样，要一步一步做起，不要担心反复，不要害怕失败。要跟着别人去学，按自己的思路去走是走不过去的。第一次的突破是最困难的，但你跨过去了就好多了。

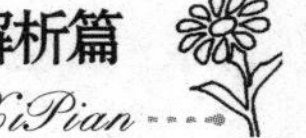

20. 一看到眼镜，就生气……

病友：因为一个人严重伤害了我，我特别恨他，后来因为这事损失 200 元钱，我其实不在乎 200 元钱，但之后想到眼镜也是 200 元钱。所以一看到眼镜就恨那个人，很生气。我也知道眼镜和那个人伤害我没关系，但始终就是一看到眼镜就想到那个人。

答：是那种伤害的感觉把眼镜和 200 元钱联系在一起了。所以要解决的不是眼镜，也不是 200 元钱。要换个角度看问题。

21. 强迫症需要慢慢尝试去改，如果每次都失败会不会打击自信心？

答：把每次的目标定得低一点就容易成功，从而可以增加自信心。不可能吃一次药或做一次心理治疗就好，不要要求太高。

22. 从当下开始，有什么办法可以让强迫症状与日常生活并驾齐驱？

答：从现在做起是一种姿态，做目前该做的事情，寻找新的方法、条件、资源。这就像小孩子做题目，不一定非要按顺序做，遇到阻力障碍时，可以改变顺序，很多问题不按部就班地做会不一样，离开强迫是为了更好地解决强迫。所以，面对强迫症状，放一放会有新的方式去解决，不要指望用一种方法去解决。强迫症的治疗需要很多东西融合在一起去解决，需要改变，多去寻求一些门路。

23. 精力集中干某件事情时，就会开始强迫是怎么回事?

答：每个人内心都有一个强迫“代言人”，都是在内心给自己提一个要求，提的要求越高，越是拉动自己集中精力。所以，过于想集中精力做事情，就越投入，就越会有打开“潘多拉”盒子的感觉，最终帮你付账的是强迫症。

24. 强迫症紧张情绪紧张到一定程度之后会好转是为什么?

答：情绪的变化发展大体呈正弦曲线，不同的是病态的人波峰会更高，持续时间更长。有些人的情绪会被刺激而被不断地再次提高，就比如军训、传销时的训练，不断地刺激使你的情绪更高涨。而反过来不去刺激，情绪就会像正弦曲线的后半段一样慢慢滑落。强迫症状本身就是因为自己有害怕、焦虑、担心而不愿意改变，不愿意放开，从而使焦虑情绪达到高峰。但是再高的高峰也会物极必反，会出现滑落。所以控制自己的情绪需要调整、磨合，经历过了，心态变化了，就懂得该如何控制自己的情绪并面对紧张的刺激了。

25. 怎样才能不强迫自己做到更高的要求，而是做到顺其自然?

答：避让现在的状态，把注意力放在后面的目标，借助一些方法把现在的状态过去；向别人学习，寻求帮助，寻找可利用的资源，看看别人是怎么用另一个角度看待问题的；要懂得认清自己的载荷量，根据既往经验的判断，把握好度。